WHOガイドライン

成人・青年における
薬物療法・放射線治療による
がん疼痛マネジメント

WHO GUIDELINES FOR
THE PHARMACOLOGICAL
AND RADIOTHERAPEUTIC
MANAGEMENT OF
CANCER PAIN IN ADULTS
AND ADOLESCENTS

【監訳】
木澤義之／塩川　満／鈴木　勉

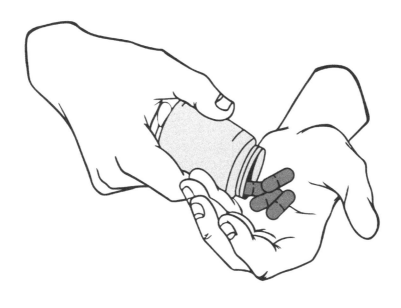

金原出版株式会社

翻訳者一覧

【監　訳】

木澤義之　神戸大学医学部附属病院 緩和支持治療科 特命教授

塩川　満　聖隷横浜病院 薬剤部 部長

鈴木　勉　湘南医療大学 薬学部長

【翻　訳】（五十音順）

石木寛人　国立がん研究センター中央病院 緩和医療科

伊勢雄也　日本医科大学付属病院 薬剤部 部長

伊東俊雅　東京女子医科大学東医療センター 薬剤部 部長/がん包括診療部緩和ケア室

大屋清文　飯塚病院 連携医療・緩和ケア科

加賀谷肇　湘南医療大学 薬学部臨床薬剤学研究室 教授

川島夏希　筑波メディカルセンター病院 緩和医療科

北中純一　兵庫医科大学 薬理学講座 准教授

葛巻直子　星薬科大学 薬理学研究室 准教授

小杉和博　国立がん研究センター東病院 緩和医療科

佐野元彦　星薬科大学 実務教育研究部門 教授

角田貴代美　静岡県立静岡がんセンター 緩和医療科

田上恵太　東北大学大学院 医学系研究科 緩和医療学分野 講師

内藤明美　宮崎市郡医師会病院 緩和ケア科 副部長

馬場美華　吹田徳洲会病院 緩和医療科 部長

平塚裕介　東北大学大学院 医学系研究科 緩和医療学分野

松岡弘道　国立がん研究センター中央病院 精神腫瘍科 科長

松沼　亮　神戸大学医学部附属病院 緩和支持治療科

馬渡弘典　横浜南共済病院 緩和支持療法科

森　友久　星薬科大学 薬理学研究室 教授

矢吹律子　筑波メディカルセンター病院 緩和医療科

山口　崇　甲南医療センター 緩和ケア内科 部長

吉澤一巳　東京理科大学 薬学部薬学科 疾患薬理学研究室 准教授

余宮きのみ　埼玉県立がんセンター 緩和ケア科 科長

龍　恵美　長崎大学病院 薬剤部

【レビュアー】（五十音順）

成田　年　星薬科大学 薬理学研究室 教授/国立がん研究センター研究所 がん患者病態生理研究分野 分野長

溝口広一　東北医科薬科大学 薬学部 機能形態学教室 教授

【協　力】

日本緩和医療薬学会

監訳者序文

　本書は，世界保健機関（WHO）が1986年に出版した『がんの痛みからの解放』，1996年に出版された改訂第2版以来，22年ぶりの大幅な改訂が行われて2018年に出版された「WHOのがん疼痛ガイドライン」の日本語版である。WHOのがん疼痛ガイドラインは日本におけるがん疼痛治療の道しるべとなり，わが国のがん疼痛治療，緩和医療の普及とその質の向上に大きな貢献をしてきた。今回の改訂では以下に特徴づけられる大きな改訂がなされている。

1. エビデンス重視の姿勢が取られていること（メタアナリシス，ネットワークメタアナリシスに基づいて推奨が行われている）
2. エビデンスと世界の国々への実装可能性とのバランスを考えた推奨が行われていること（ユニバーサル・ヘルス・カバレッジの概念に基づいて，世界中の人々が利用できることを重要視している：例）価格に見合うだけの効果がない，高価な薬は推奨しない）
3. エビデンスが十分でない領域においては，専門家会議の結果を加味して，推奨ではなく「ベスト・プラクティス・ステートメント」が出されていること（逆に言うと，エビデンスがないから何も推奨しないではなく，現在取り得る最善の手立てが示されている）
4. オピオイド危機についても言及したうえで，オピオイド鎮痛薬の中止の項目が追加されたこと
5. GABA誘導体については，製薬会社に不正があったことからシステマティックレビューの結果が記載されず，推奨などが行われなかったこと
6. 放射線治療についての項目が追加されたこと

　日本語版の編集にあたっては，以下のことに留意した。

1. 日本緩和医療薬学会，ならびに日本緩和医療学会会員有志の協力を得て，項目に応じてそれぞれの専門家が翻訳にあたること
2. なるべく若手に翻訳・編集に関与してもらうことで，緩和ケアの普及を世界の視点で捉える機会を提供し，次回の改訂に備えること

　このガイドラインが，わが国のがん疼痛緩和のさらなる普及と発展に寄与するばかりでなく，アジアをはじめとする緩和ケアがまだ十分に提供されていない地域での緩和ケアの実践につながり，人々のQOLの向上に役立てば，編著者一同最大の喜びである。

2021年2月

神戸大学医学部附属病院 緩和支持治療科 特命教授　木澤義之
聖隷横浜病院 薬剤部 部長　塩川　満
湘南医療大学 薬学部長　鈴木　勉

目 次

謝　辞

　本ガイドラインは，世界保健機関（World Health Organization；WHO）の，成人・青年におけるがん疼痛の医学的管理のためのガイドライン統括委員会に属する以下部門——非感染性疾患・障害・暴力・傷害予防管理部門（Department for Management of Noncommunicable Diseases, Disability, Violence and Injury Prevention），必須医薬品・健康製品部門（Department of Essential Medicines and Health Products），サービスデリバリー・安全性部門（Department of Service Delivery and Safety），精神保健・薬物乱用部門（Department of Mental Health and Substance Abuse），および非感染性疾患管理部門・東地中海地域事務所（Eastern Mediterranean Regional Office, Department of Noncommunicable Disease Management）——が作成しました。

最高技術責任者：Dr. Cherian Varghese

WHO ガイドライン統括委員会：Marie-Charlotte Bouesseau, Nicolas Clark, Andre Ilbawi, Taskeen Khan, Nicola Magrini, Slim Slama

　ガイドライン作成グループ（GDG）のひとかたならぬご厚情，ご尽力に対し，WHO 非感染性疾患・障害・暴力・傷害予防管理部門より心からの感謝を表します。

GDG：Gauhar Afshan, Zipporah Ali, Chioma Asuzu, Eduardo Bruera, Jim Cleary[1], Malcolm Dobbin, Kathy Foley, Harmala Gupta, Eric Krakauer[2], Philip Larkin, Diederik Lohman, Sebastien Moine, Hibah Osman, Lukas Radbruch, MR Rajagopal, Paul Sebastian, Nandi Siegfried, Catherine Stannard, Jane Turner, Verna Vanderpuye, Verna Walker-Edwards

　同様に，本ガイドラインのピアレビューを担当した外部評価グループのご協力にも深く感謝いたします。

外部評価グループ：Samy Alsirafy, Roger Chou, Michel Daher, Beena Devi, Julia Downing, Andy Gray, Parmanand Jain, Brian Kelly, Emmanuel Luyirika, Geoff Mitchell, Anil Paleri, Tania Pastrana, Nguyen Thi Phuong Cham, Maggie Watson

　特に，GDG 主催の会議にて共同議長を務めたガイドライン方法論学者の Dr. Nandi Siegfried，米国ブラウン大学の Dr. Ethan Balk 率いるシステマティックレビューチーム，スイス・ベルン大学の Dr. Georgia Salanti 率いるネットワークメタアナリシスチーム，GDG 主催の会議にて共同議長を務めた Dr. Eduardo Bruera ——ガイドラインとレビューの

1　Jim Cleary：ウィスコンシン大学マディソン校 疼痛・政策研究班代表。第1回スコーピング会議にオブザーバーとして参加し，のちに GDG のメンバーに選ばれた。

2　Eric Krakauer：WHO 運営委員会メンバーとしてガイドライン作成プロセスに関わったのを機に，WHO を辞職後，GDG のメンバーに加わった。

品質向上および適時性実現のために最善を尽くしてくれた彼ら全員に深く感謝いたします。

システマティックレビューチーム：Ethan M Balk（主任），Gaelen P Adam，Mengyang Di，Hannah J Kimmel，Matthew Olean，Jessica K Roydhouse，Bryant Smith，Andrew R Zullo

ネットワークメタアナリシスチーム：Georgia Salanti（主任），Orestis Efthimiou，Adriani Nikolakopoulou

　Dr. Susan L Norris 率いる WHO ガイドライン審査委員会事務局は，ガイドライン作成プロセスを通じて GDG をサポートしてくれました。

　また，Joel Tarel，Angela Baffoe，Sophie Schmitt の3人は，業務管理面の支援および designisgood.info の対応（文書のデザインとレイアウト）において尽力してくれました。

　本ガイドライン策定の指揮を執った Dr. Etienne Krug（WHO 非感染性疾患・傷害・暴力・傷害予防管理部門ディレクター），2016年7月まで最高技術責任者を務めた Dr. Belinda Loring およびその後任の Dr. Cherian Varghese，さらに，調整および追加修正を担ってくれた Mr. Lee Sharkey，Dr. Eric Krakauer，Dr. Taskeen Khan にも深く感謝いたします。

略　語

AFR	アフリカ地域（African Region）
AMR	アメリカ地域（Region of the Americas）
BPI	BPI（Brief Pain Inventory）
CND	麻薬委員会（Commission on Narcotic Drugs）
CPOT	CPOT（Critical-Care Pain Observation Tool）
CR*	徐放性製剤（controlled release）
DOI	利益相反の開示（Declaration of Interests）
ECG	心電図（electrocardiograph）
EMR	東地中海地域（Eastern Mediterranean Region）
ER*	徐放性製剤（extended-release）
ERG*	外部評価グループ（External Review Group）
g	g（グラム）
GDG	ガイドライン作成グループ（Guideline Development Group）
GFR	GFR（glomerular filtration rate）
GRADE	GRADE（Grading of Recommendations Assessment, Development and Evaluation）
h/hr	h（時間）
HR	ハザード比（hazard ratio）
INCB	国連国際麻薬統制委員会（International Narcotics Control Board）
INN	国際一般名（International Nonproprietary Name）
IPOS	IPOS（Integrated Palliative care Outcome Scale）
kg	kg（キログラム）
L	L（リットル）
mcg*	μg（マイクログラム）
mg	mg（ミリグラム）
min	min（分）
mL	mL（ミリリットル）
NCD	非感染性疾患（organananicable disease）
NGO	非政府組織（nongovernmental outzation）
NMA*	ネットワークメタアナリシス（network meta-analysis）
NSAID（s）	非ステロイド性抗炎症薬（non-steroidal anti-inflammatory drug（s））
NSAIM*	非ステロイド性抗炎症薬（non-steroidal anti-inflammatory medicine）

PACSLAC	PACSLAC（Pain Assessment Checklist for Seniors with Limited Ability to Communicate）
PAINAD	PAINAD（Pain Assessment in Advanced Dementia）
PICO	PICO（population, intervention, comparator and outcome）
PO*	経口（by mouth）
PR*	経直腸 または 直腸内投与（per rectum）
p.r.n.*	必要に応じて または 頓用（as needed）
q1h*	1 時間毎 または 毎時（every hour）
q4h*	4 時間毎（every 4 hours）
q6h*	6 時間毎（every 6 hours）
q8h*	8 時間毎（every 8 hours）
q12h*	12 時間毎（every 12 hours）
RCT	ランダム化比較試験（randomized controlled trial）
RR	相対リスク（relative risk）
SC*	皮下注（subcutaneous）
SEAR	東南アジア地域（South-East Asia Region）
SRE	骨関連事象（skeletal-related event）
TD*	経皮投与（transdermal）
WHO	世界保健機関（World Health Organization）
WPR	西太平洋地域（Western Pacific Region）

＊訳者注：原文には記載はあるが，日本語版では略語は使用しない。

エグゼクティブサマリー

はじめに

がんは世界的に罹患率・死亡率ともに高い疾患のひとつである。2018年の新規罹患患数は1,810万人で，960万人が亡くなっており，患者のみならず，その家族やコミュニティ，医療制度にも非常に大きな負担を強いている[1]。また，抗がん治療を受けている患者の55％および進行がん・転移性がん・終末期がん患者の66％が何らかの痛みを経験している[2]。

がん疼痛マネジメントの目標は，受け入れられる生活の質（QOL）に至るまで痛みを和らげることである。世界保健機関（World Health Organization；WHO）の「成人・青年における薬物療法・放射線治療によるがん疼痛マネジメント」についてまとめた本ガイドラインは，高齢者も含めた成人および青年に対し，がん疼痛マネジメントを導入する際の適切なアプローチについて，エビデンスに基づく助言を医療従事者に提供するものである。また，本ガイドラインは各国におけるガイドラインの基本となるだけでなく，患者中心の統合的アプローチを用いて，プライマリ・ヘルスケアプログラムにがん疼痛マネジメントを組み入れるための基本を示すものである。

ガイドラインの目的

本ガイドラインは，次の2つを目的とする。
1. 医療従事者（すなわち，本ガイドラインのエンドユーザーである医師，看護師，薬剤師および介護従事者）に，成人・青年におけるがんによる痛みまたはがん治療に伴う痛みの適切な緩和についての指針を提供すること。
2. 政策立案者，プログラム管理者，公衆衛生関係者が，効果的で安全ながん疼痛マネジメントのために，オピオイドとその処方制限について，適切かつバランスのとれた政策を作成・促進することを支援すること。

ガイドラインの論点

本ガイドラインの対象とする範囲は，がん疼痛の医学的マネジメントおよび放射線治療である。麻酔学，心理学，社会学，精神学，理学療法学，外科学など，幅広い知識を要する包括的ながん疼痛マネジメントについて述べるものであり，それ以外は対象外とする。

臨床ガイドラインと推奨は，次の3つの領域に分けて解説する。

- がん疼痛に対する鎮痛薬：疼痛緩和開始時における鎮痛薬の選択および疼痛緩和維持のためのオピオイドの選択（レスキュー薬の効果を最大限に高める方法，投与経路，オピオイドローテーションとオピオイドの中止など）。
- がん疼痛マネジメントのための鎮痛補助薬：コルチコステロイド，抗うつ薬，抗けいれん薬といった鎮痛補助薬の使用方法。
- 骨転移による痛みのマネジメント：ビスホスホネートと放射線治療による，骨転移のマネジメント。

本ガイドラインの発行後，WHO のがん疼痛アセスメントに関する手引きなどの，ガイドラインの実装や普及のための補足資料を作成する。

ガイドラインの作成プロセスと意思決定

ガイドライン作成プロセスは，WHO のガイドライン作成ハンドブックに準拠する。その内容は次の通りである。

1. ガイドライン作成グループ(GDG)の人選
2. GDG のメンバーとピアレビュアー(査読者)の利益相反の開示
3. 利用可能なエビデンスの同定・評価・統合
4. 幅広い関係者の声を反映した，推奨の作成
5. 普及に向けた文書の作成と計画

GDG は，WHO の各領域を代表する専門家を集めた国際的な専門家集団である。重要なクエスチョンの一つひとつに対し，複数のデータベースを用いてシステマティックレビューを実施し，GRADE エビデンスプロファイルを作成した。

推奨の作成は GDG が行い，WHO は技術面および業務管理面において支援した。裏付けとなるエビデンスの質は，GRADE システムに基づき，「高い」「中程度」「低い」「とても低い」の４つに分類した。がん疼痛患者に対する推奨の妥当性を検討するにあたっては，介入によるメリットとデメリットのバランス，患者の好みと価値観，コストと資源の活用，および，低・中所得国の医療従事者が直面する問題を考慮した。

それぞれの介入に対し推奨を作成した。しかしながら，GDG は，各々の介入は，疼痛治療を開始する前に行われる包括的な疼痛アセスメントや疼痛モニタリングに基づいた投薬量の調整や薬剤の変更を含む，総合的なケアプランの一環として実施することが最善であると考えている。

推奨のサマリー

がん疼痛に対する鎮痛薬	
疼痛緩和の開始	**推奨** がんに関連した痛みがある成人（高齢者を含む）および青年において，迅速かつ効果的で安全な疼痛コントロールを実現するために，疼痛マネジメントを開始する段階において，NSAIDs，アセトアミノフェン（パラセタモール）およびオピオイド鎮痛薬を，臨床的評価および痛みの重症度に応じて，単独または併用のいずれかで使用すべきである。（強い推奨，質の低いエビデンス） **備考** 患者のもつ痛みの種類と重症度に応じた，適切な種類と強さの鎮痛薬で治療を開始すべきである。 中等度または高度の痛みのマネジメントを開始するために，軽度の痛みに対する鎮痛薬〔アセトアミノフェン（パラセタモール），NSAIDs〕を単独で投与すべきではない。患者の痛みが，numerical rating scale（NRS）または visual analogue scale（VAS）を用いて中等度または高度であった場合には，アセトアミノフェン（パラセタモール）および/または NSAIDs と経口モルヒネなどのオピオイドの併用を開始することができる。
オピオイド鎮痛薬を用いた疼痛緩和の維持	**推奨** がんに関連した痛みのある成人（高齢者を含む）や青年に対して，効果的で安全な疼痛コントロールを持続するために，臨床上での評価や痛みの強さに応じて，疼痛緩和を維持するためにあらゆる種類のオピオイド鎮痛薬の使用を考慮してよい〔オピオイド鎮痛薬単独，またはNSAIDs および/またはアセトアミノフェン（パラセタモール）との併用で〕。（強い推奨，質の低いエビデンス） **備考** オピオイド鎮痛薬の適切な量とは，患者の痛みを許容できるレベルまで緩和する量である。オピオイド鎮痛薬に対する患者の反応は患者ごと，薬剤ごとに差異がある。 **推奨** 経口投与が可能な場合は，効果的で安全な疼痛緩和を維持するため，速放性の経口モルヒネ製剤または徐放性の経口モルヒネ製剤を定期的に投与するべきである。どちらの製剤が定期的に投与されていても，レスキュー薬は速放性製剤を使用するべきである。（強い推奨，中程度のエビデンス）

	備考 速放性の経口モルヒネ製剤は，必要とするすべての患者にとって，入手しやすく利用しやすいものでなくてはならない。徐放性製剤は速放性製剤の代わりにはなり得ず，追加の選択肢となるものである。
	ベスト・プラクティス・ステートメント オピオイド鎮痛薬の投与経路として，経口または経皮投与が不可能となったときは，患者にとってより痛みが少ないため，皮下投与が筋肉内投与より好ましい。
オピオイド鎮痛薬の中止	**ベスト・プラクティス・ステートメント** 患者に疼痛治療の過程でオピオイド鎮痛薬への身体依存が生じた場合，離脱症状を避けるために，オピオイド鎮痛薬は徐々に減量するべきである。

がん疼痛マネジメントのための鎮痛補助薬

コルチコステロイド	**推奨** がんに関連した痛みのある成人（高齢者を含む）および青年において，適応であれば，補助薬としてのコルチコステロイドは疼痛コントロールを達成するために投与することができる。 （強い推奨，中程度のエビデンス） **備考** 一般的に，コルチコステロイドはできる限り短い期間で処方されるべきである。 がん疼痛に対する最適なコルチコステロイドの投与量は，痛みの部位や種類，感染リスクの有無，疾患の進行度，糖尿病の有無，ケアの目標などの多くの臨床上の因子によって異なる。 がん疼痛，または腫瘍周囲の浮腫が少なくとも原因の一端と考えられる合併症を治療する際，ミネラルコルチコイド作用が最も少ないコルチコステロイドを使用することが望ましい。

骨転移による痛みのマネジメント

ビスホスホネート	**推奨** 骨転移のある成人（高齢者を含む）および青年において，ビスホスホネートは骨転移による痛みの予防および治療のために使用されるべきである。（強い推奨，中程度のエビデンス）
放射線治療	**推奨** 成人（高齢者を含む）および青年の骨転移による痛みに対して，放射線治療が適応となり実施可能である場合には，単回照射が実施されるべきである。（強い推奨，質の高いエビデンス） **備考** この推奨は，すでに有痛性骨転移がある患者に対して適応されるものであり，痛みのない骨転移のある患者にはあてはまらない。

※訳者注：本書での「青年」とは adolescent の訳であり，teenager（おおよそ 10～19 歳まで）のことを意味する。

ガイドライン作成グループ（GDG）は，このほかにも臨床で確立しているがん疼痛治療法があることを認識しているが，それらの有効性に関するエビデンスは限定的である。そのような治療法を行うことについては個別に検討し，実際に使用して改善がみられない場合には治療の中止を考慮する。理想的には，がん疼痛治療のエビデンスをより確実なものとするために患者が適格基準にあてはまるようであれば，臨床試験に登録して治療を行うべきである。抗うつ薬，抗けいれん薬，オピオイドローテーションによる疼痛治療は広く定着しているが，がん疼痛に対する有効性のエビデンスは不足している。

1 はじめに

　がんは世界的に罹患率・死亡率ともに高い疾患のひとつであり，2018年には1,810万人が新たにがんに罹患し，960万人が死亡している[1]。

　抗がん治療を受けている患者の55%が，そして進行がん・転移性がん・終末期がん患者の66%が何らかの痛みを経験している[2]。がんが痛みを引き起こす生理的メカニズムはいくつかある。痛みは，「実際の組織損傷もしくは組織損傷が起こり得る状態に付随する，あるいはそれに似た，感覚かつ情動の不快な体験」と定義される[3]。がんおよびがんの痛みは，不安や抑うつ，恐怖，あるいは絶望感などの心理的苦痛を引き起こすことがある。またそれとは逆に，不安や抑うつが痛みを悪化させることがある。

　がん疼痛マネジメントの目標は，受け入れられる生活の質（QOL）に至るまで痛みを和らげることである。本ガイドラインはがんの直接的な影響による痛みに焦点を当てている。すなわち，がんの組織への浸潤，内臓への浸潤や転移，骨への浸潤や転移，神経の圧迫や損傷，頭蓋内圧の亢進，あるいはこれらが組み合わされた状態を取り上げている（表1）。がんに関連する痛みのうち，その他の痛みとして，治療の副作用によって生じる痛みがある。例えば，手術の際に起こる神経損傷や，化学療法による末梢神経障害（CIPN），筋けいれん，リンパ浮腫，便秘，褥瘡などが挙げられるが，これらの痛みは本ガイドラインでは扱わない。

　がん患者は，人生の最終段階（終末期）だけではなく，あらゆる病期において痛みの緩和が必要となる可能性がある。疾患修飾治療（disease-modifying treatment）とともに，患者中心

表1. がん疼痛の神経メカニズムによる分類

タイプ			機序	例
侵害受容性	体性痛		正常感覚神経の末端にある疼痛受容体への刺激	肝被膜の伸展
	内臓痛			骨転移
神経障害性	神経圧迫		神経に分枝する神経（nervi nervorum）への刺激	骨転移によりL4，L5，S1の神経根が圧排されて起こる坐骨神経痛
	神経障害	末梢性	感覚神経の発火閾値の低下	腕神経叢への浸潤や神経破壊
		中枢性	中枢神経系の障害	腫瘍による脊髄圧迫
		混合性	末梢性・中枢神経の障害	緩和されない末梢性の神経障害性疼痛による中枢性感作
	交感神経依存性		交感神経系の機能不全	骨折やその他の外傷に続発した慢性局所疼痛症候群

のアプローチを通して病気の早い段階から緩和ケアを導入することにより，最終的により良い症状マネジメントを達成することができる[4]。がんの早期診断と治療法の改善によって，がん患者はより長く生きられるようになった。それにもかかわらず，がんに対するあらゆる治療が実施困難な状態や，効果が期待できないような非常に進行した状態で患者が来院することは少なくない。このような患者には，患者の求めに応じた緩和ケアや疼痛緩和が推奨される治療選択となる。

　がん疼痛治療の柱は薬物療法だが，それに加えて放射線治療や麻酔科的鎮痛，脳神経外科的な介入，心理療法，理学療法，スピリチュアルペインへの対応，社会的支援などのすべてが適切な疼痛マネジメントのために重要な役割を果たす。

　疼痛緩和や緩和ケアは，ユニバーサル・ヘルス・カバレッジを実現するための必須要件だが，2015 年には今なお 2,550 万人が重篤な健康問題に関連した苦痛を伴ったまま亡くなっていると推計されている[5]。公的な医療補助がほとんどない，あるいは小規模にしかない一般的な低所得国から報告されたデータや専門家の意見によれば，がんで死亡する人の約 80％が，中等度から高度の痛みを平均 90 日間経験することが示唆されている[5]。このように，がん疼痛は不必要な苦痛の主たる原因となっている。

　すべての人は身体的・精神的に達成可能な最高水準の健康を享受する権利を有している。また，世界の国々は，「病気になったときにすべての者に必要な医療および看護を提供できるように努力しなければならない」[6]。これには緩和ケアや，適切な疼痛マネジメントにアクセスできることが含まれる。国際薬物規制条約には，「麻薬の医学的な使用は，痛みと苦痛を緩和するために不可欠であり，これらの目的のために麻薬が利用できる状況が保証されるよう適切な提供体制を確保することが必要不可欠である」と明記されている[7]。緩和ケアや疼痛緩和はユニバーサル・ヘルスケアの不可欠な健康サービスの要素である[8]。

　人権と国家の法的義務の問題であるにもかかわらず，多くの人々が必要な痛みの緩和を受けられていない。2006 年には，55 億人（世界人口の 83％）が，適切な疼痛マネジメントへのアクセスが難しい，あるいはアクセスが存在しない国に住んでいると推定されている[9]。オピオイドは，中等度から高度のがん疼痛には不可欠な治療法である。経口モルヒネは，世界保健機関（World Health Organization；WHO）の必須医薬品モデルリストや，プライマリ・ヘルスケアのための基本的な非感染性疾患（organanicable disease；NCD）用医薬品リストに掲載されているにもかかわらず[10]，2015 年に公的に運営されるプライマリ・ケアを提供する医療機関で利用可能だったのは，わずか 43％の国だけだった[11]。経口モルヒネが使用可能であることと所得には強い相関関係があり，高所得国の 77％が経口モルヒネを一般的に利用できるのに対し，低所得国では 15％，低・中所得国では 13％に留まっていた[11]。この予防可能ながん疼痛のパンデミックを改善するには，効果的なガイダンスが必要である。

　多くの国で，患者はオピオイド鎮痛薬へのアクセスが不十分であったり，全くアクセスできなかったりするが，米国では過去 20 年間にわたりオピオイドの過剰使用による死亡や事故が高頻度にみられている[12,13]。製薬会社による医療用オピオイドの不適切なマーケティングや[14]，オピオイド使用障害の発症およびオピオイド誘発性呼吸抑制のリスクにほとんど注意を払わない医療者による不適切な処方が，この過剰使用を招いたと推測されている[15]。

　患者と，患者以外の人の安全を確保しつつ，がんによって引き起こされる痛みを適切にマネジメントできるようにするためには，前述の問題点に対応した，がん疼痛の世界的な治療ガイドラインが必要である。各国の経験から，これらの目標のバランスをとることは適切な対策と指導を行うことによって可能であることが示されている[16]。

　従来の疼痛ガイドラインである，『がんの痛みからの解放』(Cancer pain relief, 1986年)[17]，『がんの痛みからの解放—WHO方式がん疼痛治療法』(Cancer pain relief with a guide to opioid availability, 1996年)[18]，『小児のがん疼痛緩和と緩和ケア』(Cancer pain relief and palliative care in children, 1998年)[19]は，がん疼痛マネジメントの世界的な基準を示す，影響力のある推奨を行ってきた。しかし，改訂が必要な理由がいくつか存在する。

■ 1986年および1996年のガイドラインは，WHOの専門家委員会の報告書に基づいて作成された。現在，ほかのWHOのガイドラインは，エビデンス評価と意思決定のために，標準化され，質が担保された方法を用いた根拠に基づいたガイドラインになっている。

■ 日常診療は進化し続けている。1986年に導入され，世界中に普及したWHOの鎮痛ラダーは，今なお有用な教育ツールとして認識されているが，がん疼痛治療の厳密なプロトコルとは認識されていない[20]。3段階鎮痛ラダーは，医師や医療従事者が少数の薬剤を上手に使う方法を学ぶべきだという前提に立ち，1986年に提案された。今日では，1996年には利用できなかった新たな疼痛評価や介入方法，新しい投与方法が登場してきており[21,22,23]，痛みの評価に用いる新たなツールも開発されている(**Annex 1**)。

■ 低・中所得国の実状に即したガイダンスを提供する必要がある。特にオピオイド鎮痛薬の使用方法について指導することが重要である。なぜなら，低・中所得国の多くではこれらの薬剤へのアクセスや知識が依然として不足しているからである。

■ 新たな知見を含めた最新のガイドラインに対する疫学上の必要性はますます高まりをみせている。世界のがん罹患率は増加しており，人口は高齢化している。日常診療を改善することによりこの難局に対処しなければならない。がん疼痛マネジメントに関する新しいガイドラインの提供は，疼痛緩和を必要とするすべての人のために，世界の日常診療を改善し，適切な疼痛緩和に対する障壁の撤廃を促進することを目的としている。

2 本ガイドラインの目的と対象

本ガイドラインの対象は，医療従事者，医師，看護師，薬剤師，介護従事者，政策立案者，プログラム管理者，公衆衛生関係者，学識者である。本ガイドラインの目的は次の通りである。

1. 医療従事者(すなわち，本ガイドラインのエンドユーザーである医師，看護師，薬剤師および介護従事者)に，成人・青年におけるがんによる痛みまたはがん治療に伴う痛みの適切な緩和についての指針を提供すること。
2. 政策立案者，プログラム管理者，公衆衛生関係者が，効果的で安全ながん疼痛マネジメントのために，オピオイドとその処方制限について，適切かつバランスのとれた政策を作成・促進することを支援すること。

これらのガイドラインは，医療従事者や公衆衛生関係者の間で，適切な疼痛緩和に関する研修，知識の向上，自信の向上を促進するための世界保健機関(World Health Organization：WHO)の取り組みの一環である。このガイドラインの普及と利用を通じて，効果的で安全な疼痛緩和へのアクセスが増加し，がん疼痛に苦しむ何百万人もの成人や青年(このガイドラインの影響を受ける人々)が，享受する権利のあるケアを受けられるようになることを期待している。緩和ケアの文脈で使用されれば，成人および青年のがん疼痛マネジメントのためのガイドラインは，ユニバーサル・ヘルス・カバレッジの達成に貢献するだろう。

3 ガイドラインの論点

　薬理学的および放射線治療的介入は，がん疼痛治療の要である。本ガイドラインでは，がん疼痛の医学的マネジメントに焦点を当て，がん疼痛マネジメントの薬物療法および放射線治療についての推奨を行う。麻酔科的鎮痛，心理療法，社会的介入，スピリチュアルな介入，理学療法，外科治療などによるがん疼痛緩和は包括的ながん疼痛マネジメントに不可欠なものであり，本書の中でも触れられているが，本ガイドラインの対象範囲ではない。

　本ガイドラインは，がん専門病院から地域のプライマリ・ケアの現場，在宅診療に至るまで，あらゆるレベルの医療システム内でがん疼痛マネジメントが提供されている成人（60歳以上の高齢者を含む）および青年（10〜19歳）を対象としている。この推奨事項は，患者がいかなる所得状況であっても適用される。

4 ガイドラインで用いられた手法

　システマティックレビューの方法を含む，ガイドライン作成プロセスの完全な手続きは，Annex 2 に記載されている。

　要約すると，ガイドライン作成グループ（GDG）は 2016 年 7 月 28～29 日に会議を開き，ガイドラインで取り上げる臨床疑問の範囲について話し合った後，2017 年 11 月 20～21 日に再度会合を開き，13 の重要な臨床疑問に対する推奨事項を審議し，決定した。臨床疑問として，がん疼痛緩和を開始するときと疼痛緩和を維持するために最適な薬剤の選択，突出痛のマネジメント，コルチコステロイド，抗けいれん薬，抗てんかん薬などのがん疼痛緩和における鎮痛補助薬の使用，骨転移による痛みに対する最適なマネジメント，などの問題を扱った。臨床疑問の詳細については Annex 4 を参照のこと。

　各臨床疑問について，会議に先立って独立したレビューチームによりシステマティックレビューが行われ，会議前に GDG と共有された。このレビューには，がん疼痛マネジメントのために，薬剤の組み合わせ方や鎮痛強度が異なる薬剤同士をそれぞれ比較するネットワークメタアナリシスが含まれた。

　GDG メンバーは，がん疼痛とともに生きる人の視点からみた各アウトカムの重要性に応じて，アウトカムを「重要ではない」[1-3)]，「重要」[4-6)]，「きわめて重要」[7-9)] のいずれかに評価した。きわめて重要と評価された項目は最終的に GRADE（Grading of Recommendations Assessment, Development and Evaluation）のエビデンスプロファイルに記載され，益と害のバランスを決定するために GDG に提出された。エビデンスの検索，評価，統合に用いられたステップは，Annex 2 にまとめられている。

　それぞれの介入について推奨を行うために，ガイドライン作成のための世界保健機関（World Health Organization；WHO）ハンドブックの中で定義された GRADE の方法論が用いられ，各システマティックレビューから取り上げたエビデンスの全体的な質の評価を行った（とても低い，低い，中程度，高い，の 4 つに分類された）。

　介入の価値や好みは患者の視点から検討された。これらの視点は，この分野で幅広い専門的経験をもつ GDG メンバーによって議論された。

　医療資源の利用について検討する際，GDG は，それぞれの地域における薬剤の価格を提示するとともに，世界中の薬剤の価格に関する知見を考慮に入れた。正式な費用対効果研究は行わなかったが，GDG は入院や死亡率の減少という観点から，それぞれの推奨事項の長期的な利点を検討した。

　GDG は，特に医療資源が不足したり，欠如している地域において，介入に対する医療従

事者の受容性や，推奨される介入を日常診療に実装できる可能性について，自身の見識や経験を提示した。同様に，介入の公正さ(いつでも，だれでも，どこでも受けられるか)については，GDG 内で慎重に熟慮された。患者や医療提供者に対する正式な調査は行わなかった。

合意されたエビデンスの質と，患者の価値や好み，医療システム内での介入に対する受容性と実現可能性，公正さや資源の公正な配分を考慮に入れたうえで，各介入の損益評価を行いつつ，GDG は推奨の方向性(介入に賛成するか反対するか)を定め，強い推奨を行うか，条件付き推奨とするかを決定した。レビューされた特定の臨床疑問に対してエビデンスがない場合，GDG はいかなる推奨も行わないことを選択した。

エビデンスが不足，欠如しているいくつかの臨床疑問に対して，確立されたプラクティスがあることを GDG は認識していたが，プラクティスを奨励したり，反対したりする推奨は作成しなかった。そのような 2 つの臨床疑問については，代わりに，現在の臨床実践がもたらす潜在的な利益と，それによる弊害がないことを考慮して，ベスト・プラクティス・ステートメントが作成された。有害性や効果の欠如が比較的はっきりしない臨床疑問について，特にがん疼痛を抱える患者については，個々の患者ごとに薬剤投与を試し，効果を適切に確認することを GDG は推奨した。理想的には，また可能な限り医師は，有効性を確立し，エビデンスの基盤を構築するために，適格患者を臨床試験に登録することを奨励している。

利益相反は，すべての GDG メンバーに対し，会議前に WHO 利益相反 (COI) フォームに記入し，ガイドライン作成前に申告することを要請することで管理された。GDG メンバーの適切な利益相反の開示は Annex 4 に記載されている。WHO は，申告された利益相反の開示はいずれもコンフリクトが発生するものではないと考えた。利益相反に関する WHO の方針は，全プロセスにわたり完全に適用された。

5 がん疼痛マネジメントの基本指針

ガイドラインを作成したガイドライン作成グループ（GDG）関係者は，会議で提案されたすべての推奨事項は，医療制度の効率的な運用と日常診療を最善なものにする次の包括的原則に裏打ちされていると考えている。

5.1. 痛みの最適なマネジメントの目標は，許容できるレベルまで痛みを軽減し QOL を維持できるようにすること

がんによる患者の痛みは可能な限り軽減されるべきだが，すべての患者の痛みを完全に取り除くことは不可能である。したがって，疼痛マネジメントの目標は，患者が許容できる生活の質（QOL）を確保できるレベルまで痛みを軽減することである。疼痛緩和によって得られる利益は有害作用や呼吸抑制につながる過量投与のリスクとバランスがとれていなければならない。

一見「難治性疼痛」のようにみえても，実際には単に最新の疼痛治療を提供できていないだけの場合があるため，安易に「難治性疼痛」と診断してはならない。疼痛マネジメントガイドラインに従うことにより，神経ブロックのような侵襲的なインターベンションが不要な場合もある。

5.2. 患者の全体的な評価が治療の指針となるべきであり，人によって痛みの感じ方や表現の仕方が違うことを理解する

患者の評価は常にがん疼痛マネジメントの最初の一歩である。評価は患者が快適に過ごせるように可能な限り包括的なものでなければならず，詳細な病歴聴取，身体診察，心理的状況の評価，適切な疼痛評価ツールを用いた痛みの程度の評価，および診断に必要な検査を含む。がん疼痛の可能性のある患者の早期発見は，すべての臨床現場で，特にプライマリ・ケアにおいて積極的に行われるべきである[24]。定期的な間隔での評価および再評価は，治療が適切かつ安全であることを確実にし，患者の治療方針において副作用を最小化し，対処するための鍵となる[25]。

Annex 1 に特定の対象集団に対する疼痛評価尺度の例を掲載した。

5.3. 患者，介護者，医療従事者，地域社会，社会の安全を確保する

　がん疼痛マネジメントのための疼痛治療は，患者，その家族の安全性，ならびに社会の安全性により広いリスクをもたらす可能性がある。よって，がん治療中の適切で効果的なオピオイド鎮痛薬の管理は，患者の安全性を担保し，薬剤が社会に流出するリスクを減らすために必須である。また，オピオイド鎮痛薬の横流しを強要されたり，薬剤の入手が困難になったり，あるいは自身が乱用するといったことにより医療従事者が危険にさらされる可能性がある。

　臨床的な意思決定に影響を与えるような不適切使用の危険因子や物質使用障害のサインを見抜くため，患者の評価を行う際には患者の心理的な経過，オピオイド鎮痛薬の使用パターン，薬物使用歴について慎重に注意を払う必要がある。

　家庭内にオピオイド鎮痛薬が存在すると，子どもや若者，あるいはほかの家族が誤用または意図せず過剰摂取してしまう危険性がある。オピオイド鎮痛薬は家庭レベルで安全かつ厳重に保管されなければならず，また，終末期になった場合や不要になった場合に未使用のオピオイド鎮痛薬は安全に廃棄するか，薬局に返却できるようにしなければならない。

5.4. がん疼痛のマネジメント計画には薬物療法が含まれ，心理社会的およびスピリチュアルなケアが含まれることもある

　痛みは個人の生物学的，心理学的，社会的，文化的およびスピリチュアルな状況が組み合わされた結果生じる。したがって，がん疼痛マネジメントにおいて薬物療法が主役ではあるが，包括的な治療計画においては心理社会的ケアも重要な要素である。医療チームは，患者の治療計画を立てる際に心理社会的なケアを盛り込み，患者と家族が支持的で文化的に適切なカウンセリングを受けられるようにしなければならない。患者や家族の信条に沿ったスピリチュアルなカウンセリングが受けられるようにすることも必要である。がん患者は抑うつ，恐怖，不安を抱えることもある。非常に不安が強いまたは抑うつ状態にある患者には，鎮痛薬に加えてその心理状態に合わせた適切な薬物療法やそれ以外の治療を受けられるようにするべきである。痛みの身体的側面だけでなく，心理的側面も治療されない限り，痛みは解決しない。

5.5. オピオイドを含む鎮痛薬は入手可能かつ安価でなければならない

　オピオイド鎮痛薬は中等度から高度のがん疼痛の適切な治療に不可欠である。しかし，ほとんどの低・中所得国では入手困難である。適切な疼痛緩和への障壁になっているのは，規制や法的な障壁，態度や知識に関する障壁，経済的・調達上の障壁である[26]。適切な疼痛緩和ができるようにするためには，これらすべての障壁に対処しなければならない。多くの

場合，政策が変更されて十分な鎮痛薬が使用可能にならない限り，がん疼痛マネジメントは不可能である。このような問題は『規制物質に関する国の政策のバランスの確保』(Ensuring balance in national policies on controlled substances, 2011)[27]の中で包括的に取り上げている。臨床と政策のガイドラインは，鎮痛薬を管理することと，入手性を全体的に向上させること双方に補完的であるべきである。Annex 5 でオピオイド鎮痛薬の入手性に関する国際条約について解説する。

5.6. 鎮痛薬の投与は「経口で」「時間を決めて」「患者ごとに」「そのうえで細かい配慮を」

● 「経口で」

鎮痛薬は可能な限り経口で投与する。

● 「時間を決めて」

鎮痛薬を適切に決められた時間間隔で投与する。用量は患者が快適に過ごせるようになるまで徐々に増量する。前回投与の鎮痛効果が切れる前に次の投与が行われなければならない。

● 「患者ごとに」

個々の患者の疼痛マネジメントには，5.2 に記載したような慎重な評価が必要である。それに加えて，痛みの種類の鑑別診断〔例：侵害受容性疼痛（体性痛，内臓痛）または神経障害性疼痛〕，痛みの発生部位と最適な治療を決定することも必要である。鎮痛薬の正しい量は痛みを患者にとって許容できるレベルまで緩和する用量である。

これまでの世界保健機関（World Health Organization；WHO）のガイダンスには，がん医療の関係者の間で広く使用されている鎮痛ラダーが含まれていた（http://www.who.int/cancer/palliative/painladder/en/を参照）。しかしながら，鎮痛ラダーはあくまでも疼痛マネジメントの一般的な目安にすぎない（Annex 1）。

オピオイド鎮痛薬に関して，患者の治療への反応は個人によって，また薬剤によって異なる。時には，有害作用や患者の希望により増量ができない場合がある。したがって，複数のオピオイド鎮痛薬が利用可能であることは，それぞれのオピオイド鎮痛薬は少しずつ異なる特徴をもっているため有用である。なかでもモルヒネの経口速放性製剤と注射製剤が常に利用可能であることは不可欠である。

● 「そのうえで細かい配慮を」

その日の最初と最後の投与時間は，患者の起床時と就寝時に合わせるようにするとよい。理想的には，患者の鎮痛薬投与法は，薬剤名，使用理由，用量，投与間隔を含めてすべて書き出し，患者とその家族がそれを見ながら服薬管理できるようにするのがよい。また，患者は投与されている個々の薬剤によって起こり得る有害作用について知らされていなければならない。

5.7. がん疼痛マネジメントはがん治療の一部として統合されるべきである

　がん疼痛マネジメントは，患者が終末期かどうかにかかわらず，必要に応じてがんの治療方針に組み込まれるべきである。がん疼痛の治療は，痛みの原因を患者にわかりやすく説明することから始める。患者が痛みを感じている場合には，抗がん治療とがん疼痛緩和のための薬物療法を同時に行うべきである。

6 成人・青年における薬物療法・放射線治療によるがん疼痛マネジメントのための推奨事項

　本項では，ガイドライン作成グループ（GDG）の推奨とその根拠を示す。

　容易に参照できるように，本ガイドラインに記載されている推奨事項は，表2に示す薬剤の種類に基づいている。

　表3には所得水準の異なる国におけるいくつかの必須鎮痛薬の費用を示している。また，Annex 6にはがん疼痛マネジメントに用いる各種薬剤の薬理学的特徴が記載されている。

表2. がん疼痛マネジメントのための薬剤分類および種類と具体例

薬剤分類	薬剤の種類	薬剤の例
非オピオイド鎮痛薬	アセトアミノフェン（パラセタモール）	アセトアミノフェン（パラセタモール）：経口錠剤・液剤，坐剤，注射剤
	非ステロイド性抗炎症薬（NSAIDs）	イブプロフェン：経口錠剤・液剤 ketorolac（日本未発売）：経口錠剤，注射剤 アスピリン：経口錠剤，坐剤
オピオイド	弱オピオイド	コデイン：経口錠剤・液剤，注射剤
	強オピオイド	モルヒネ：経口錠剤・液剤，注射剤 ヒドロモルフォン：経口錠剤・液剤，注射剤 オキシコドン：経口錠剤・液剤 フェンタニル：注射剤，貼付剤，口腔粘膜吸収剤 メサドン：経口錠剤・液剤，注射剤
補助薬	コルチコステロイド	デキサメタゾン：経口錠剤，注射剤 メチルプレドニゾロン：経口錠剤，注射剤 プレドニゾロン：経口錠剤
	抗うつ薬	アミトリプチリン：経口錠剤 ベンラファキシン：経口錠剤
	抗けいれん薬	カルバマゼピン：経口錠剤，注射剤
	ビスホスホネート	ゾレドロン酸：注射剤

表3. 所得水準の異なる国における疼痛マネジメントに用いられる必須医薬品のコスト（US ドル換算，2015 年）

薬剤	低所得国 (ルワンダ)	低中所得国 (ベトナム)	高中所得国 (メキシコ)
モルヒネ 10 mg 経口速放性製剤	0.13	0.09	0.11
モルヒネ 10 mg 注射剤アンプル	1.17	0.13	7.73
デキサメタゾン 4 mg 注射剤アンプル	0.13	0.04	0.27
アミトリプチリン 25 mg 錠剤	0.01	0.01	0.03
アセトアミノフェン（パラセタモール）500 mg 錠剤	0.01	0.02	>0.01

出典：Knaul et al. 2018[5]

6.1. 疼痛緩和の開始

このセクションでは，がん疼痛のある患者に鎮痛薬を開始する際に使用すべき最適な薬剤を決定するための主要な臨床疑問に対する推奨事項，その裏付けとなる証拠と根拠を示す（詳細については Annex 4 を参照）。スコーピング会議の中で，GDG は，鎮痛薬の開始にあたって，非ステロイド性抗炎症薬（NSAIDs），アセトアミノフェン（パラセタモール），オピオイドのうちどの薬剤を単独または併用で用いるべきかどうかについては推奨することが難しいと判断した。直接的・間接的な比較を可能にするためにネットワークメタアナリシスを実施することを考えたが，対象となる試験が少ないため，実施は不可能であった。

● 推奨

がんに関連した痛みがある成人（高齢者を含む）および青年において，迅速かつ効果的で安全な疼痛コントロールを実現するために，疼痛マネジメントを開始する段階において，NSAIDs，アセトアミノフェン（パラセタモール）およびオピオイド鎮痛薬を，臨床的評価および痛みの重症度に応じて，単独または併用のいずれかで使用すべきである。（強い推奨，質の低いエビデンス）

● 備考

患者のもつ痛みの種類と重症度に応じた，適切な種類と強さの鎮痛薬で治療を開始すべきである。

中等度または高度の痛みのマネジメントを開始するために，軽度の痛みに対する鎮痛薬〔アセトアミノフェン（パラセタモール），NSAIDs〕を単独で投与すべきではない。患者の痛みが，numerical rating scale（NRS）または visual analogue scale（VAS）を用いて中等度または高度であった場合には，アセトアミノフェン（パラセタモール）および/または NSAIDs と経口モルヒネなどのオピオイド鎮痛薬の併用を開始することができる。

● 考慮すべき事項

アセトアミノフェン（パラセタモール），NSAIDs，モルヒネ，およびその他のオピオイド鎮痛薬は，数十年にわたってがん疼痛治療の主力とみなされ，今日でも同様である[28-30]。アセトアミノフェン（パラセタモール），イブプロフェン，およびいくつかのオピオイド鎮痛薬は，疼痛と緩和ケアのための世界保健機関（World Health Organization；WHO）の必須医

薬品モデルリストに含まれている。特定の鎮痛薬に対する患者の反応には臨床的なばらつきがあることが知られているため，理想的には，成人，青年期，高齢のがん疼痛のある患者に対してさまざまな種類のオピオイド鎮痛薬を使用できるようにするべきである。

　オピオイドと非オピオイド鎮痛薬を組み合わせた配合剤は，それぞれの鎮痛薬を独立してタイトレーションすることができなくなり，アセトアミノフェン（パラセタモール）やイブプロフェンなどの非オピオイド鎮痛薬の中毒量となりうる高用量にさらされるリスクがあるため，その使用は推奨されない。

● エビデンスの要約

　エビデンスは5つの試験のペアワイズ比較から得られたが，疼痛マネジメント開始時の患者と維持治療中の患者を明確に区別した試験はなかった。5つの試験すべてにおいて，強オピオイド鎮痛薬を初めて使う（またはオピオイド治療を開始している）がん疼痛のある患者が含まれていたということが組み入れの根拠となった。これらの試験ではブプレノルフィン，フェンタニル，モルヒネ，オキシコドンが評価され，1つの試験では弱オピオイド＋NSAIDs と NSAIDs が比較されていた。

　5つの試験のうち2つは使用する薬剤の種類による痛みの緩和の程度を比較しており，強オピオイドが弱オピオイド鎮痛薬よりも痛みを緩和しやすいというとても質の低いエビデンスを示し（RR 1.80，95％信頼区間（CI）1.42〜2.29），また弱オピオイド鎮痛薬と NSAIDs の併用が NSAIDs 単独よりも痛みを緩和する傾向にあった（RR 1.36，95％CI 0.98〜1.87）[31,32]。1つの試験では痛みの緩和の程度が評価されており，とても質の低いエビデンスで強オピオイドの効果が弱オピオイド鎮痛薬よりも優っていたが，統計学的に両者に差はないことが示唆された（推定純差 −3.3，95％CI −87〜60，0-100［worst］の評価尺度で）[31]。

　適格となった3つの RCT では，疼痛マネジメントを開始しているがん患者の痛みの緩和以外のアウトカムを評価していた[33-35]。これら3つの試験を合わせると，モルヒネまたはオキシコドンで錯乱の発症が同程度であるということが中程度の質のエビデンスの強さで示され（RR 0.85，95％CI 0.50〜1.44），わずかにモルヒネが優れていた。1つの試験では4種類のオピオイド鎮痛薬すべてを比較したが，4種類の薬剤すべてにおいて錯乱の発症が同程度（36〜47％）であったということが，弱い強さのエビデンスの強さで示された[35]。生活の質（QOL）について検討した研究はなかった。研究参加者の呼吸抑制について報告した試験はなかった。

● 推奨の論理的根拠

　痛みの緩和のために，ある特定の種類の鎮痛薬をほかの鎮痛薬と比較した RCT のエビデンスの質は低かったが，GDG はこの不確実性は鎮痛薬の選択に関連しており，鎮痛薬を使用するかどうかの不確実性ではないことを特筆しておきたい。副作用に関しては，鎮痛薬間にほとんど差がないことが中程度の質のエビデンスで示された。GDG は，患者は鎮痛薬による痛みの緩和をポジティブに評価しているが，鎮痛薬の種類に関する価値観や好みは国，文化，医師，家族，患者によって異なり，特にオピオイド鎮痛薬を投与することに懸念を抱いている可能性があることを認識した。オピオイド鎮痛薬の投与に関して，GDG は医療従事者は患者の痛みを和らげることを目的としており，より多くの鎮痛薬の選択肢があることを

重視しているという点では一致しているものの，その医療従事者の受容性や提供できる可能性は地域によって大きく異なる可能性があることに言及した。また，GDG は意図しない結果を招くリスクも念頭に置いた。GDG は，オピオイド鎮痛薬を必要とする患者がオピオイドを利用できるようにする必要性と，オピオイド鎮痛薬の誤用に取り組む必要性のバランスをとる，強オピオイド鎮痛薬に関するバランスのとれた規制が可能であることに言及した。このバランスを達成する方法についての推奨は，WHO のほかの文書に示されている[27]。

GDG は，疼痛マネジメントの開始時に鎮痛薬へのアクセスを増やすことを推奨することは，多くの資源を必要とし，一部の国ではこれを推進するために規制環境の変更が必要になるかもしれないことを認識している。しかし，現在，世界人口の大多数が適切な鎮痛薬にアクセスすることができておらず，低・中所得国において，これからがんが大きな健康行政上の課題になるにつれ，この不平等がさらに大きくなる可能性が高いことを考慮して，GDG はエビデンスの質は低いが，疼痛マネジメントの開始時に定められた鎮痛薬を提供することを支持する強い推奨を行うことを決定した。

6.2. 疼痛緩和の維持

本項では，がん疼痛がある患者に対して，痛みの効果的な緩和を開始した後の疼痛緩和の維持に関する 5 つの重要な臨床疑問のそれぞれについて，推奨事項，エビデンス，および推奨の論理的根拠を示す。

取り扱う臨床疑問は，1)疼痛緩和を維持していくために最も効果的なオピオイド鎮痛薬はどれか，2)突出痛に対応するために最も効果的なオピオイド鎮痛薬はどれか，3)単一のオピオイド鎮痛薬を継続使用することと比べて，オピオイドローテーションまたはオピオイドスイッチングを行うエビデンスはなにか，4)4 時間毎にモルヒネ速放性製剤を投与したり，頓用で投与する場合と比べて，モルヒネ徐放性製剤を定期的に投与することの有益性を示すエビデンスはなにか，5)経口オピオイド鎮痛薬の使用が不適切な場合，筋肉内投与や経静脈的投与に比べて，皮下投与や経皮投与，経粘膜投与を使用することの利点はあるか，である。詳細な臨床疑問のリストについては，Annex 4 を参照のこと。

6.2.1. オピオイド鎮痛薬の選択

● 推奨

がんに関連した痛みのある成人（高齢者を含む）や青年に対して，効果的で安全な疼痛コントロールを持続するために，臨床上での評価や痛みの強さに応じて，疼痛緩和を維持するためにあらゆる種類のオピオイド鎮痛薬の使用を考慮してよい。（強い推奨，質の低いエビデンス）

● 備考

オピオイド鎮痛薬の適切な量とは，患者の痛みを許容できるレベルまで緩和する量である。オピオイド鎮痛薬に対する患者の反応は患者ごと，薬剤ごとに差異がある。

● 考慮すべき事項

鎮痛薬の選択，投与量およびタイミングの決定は，各オピオイド鎮痛薬の薬物動態や禁忌，患者ごとに異なる有害作用に応じてすすめるべきである。ある患者にとって十分に疼痛緩和が得られる量や薬剤であっても，必ずしも別の患者に対しても有効とは限らない。したがって，ある患者に最も適した薬が別の患者にも適しているとは限らず，モルヒネの経口速放性製剤や注射剤をすべての人に使用できるようにすることが不可欠であるとともに，患者にさまざまなオピオイド鎮痛薬を使用できるようにするのが最適であろう。

● エビデンスの要約

がん疼痛マネジメントを受けたがん患者を対象とした，38 の適格基準を満たす RCT が評価された[36-73]。しかしながら，疼痛マネジメントの開始と治療の維持を明確に区別した試験はほとんどなく，その分類は査読者の判断に委ねられた。

ネットワークメタアナリシスを行った 13 の試験から得られた直接的，間接的なエビデンスによって，強オピオイド鎮痛薬と NSAID の組み合わせは，その他の鎮痛薬に比べて，より疼痛を軽減する（連続変数を用いて測定した場合）という，質の高いエビデンスが得られた（**Annex 7** ネットワークメタアナリシス表 1 と表 2 を参照のこと）[51,52,61,74,65-73]。疼痛緩和の程度（訳者注：奏効率）を二者択一の回答で評価した 6 つの試験から得られた直接的，間接的なエビデンスにより，疼痛緩和に関して，鎮痛薬間に差はないかもしれないという質の低いエビデンスが得られた[41,63,64,70,75,76]。

異なる疼痛治療を比較した 26 の試験から，疼痛緩和以外のアウトカムに関する直接的なエビデンスが得られた[36-49,51-62]。これら 26 の試験では 14 種類の鎮痛薬が評価され，12 の試験が高齢者を対象としていた。

疼痛軽減の維持期間に関しては，5 つの試験から直接的なエビデンスが得られた。次の薬剤間〔コデイン，コデイン＋イブプロフェン，ジクロフェナク，12 時間毎のモルヒネ徐放性製剤，ketorolac（日本未発売），モルヒネ徐放性製剤，モルヒネ速放性製剤〕には有意差がみられないという弱い強さのエビデンスが得られた。4 つの試験で疼痛緩和が得られるまでの速さが評価されたが，コデイン，コデイン＋イブプロフェン，ジクロフェナク，ketorolac，モルヒネ徐放性製剤，モルヒネ速放性製剤，オキシコドン徐放性製剤の間では有意差がないという弱い強さのエビデンスが得られた。これらの試験では分単位から日単位までさまざまなアウトカムによって疼痛緩和が得られるまでの速さが評価されていた。

1 つの試験では，EORTC QTQ-C 30 で測定された生活の質（QOL）において，セレコキシブとプラセボの間に有意差は認められなかった（とても弱い強さのエビデンス）。0-100［best］の評価尺度で 2 の差が認められたが，それ以上のデータは報告されていない。

17 の試験では，鎮静，傾眠，眠気，疲労感など，それぞれさまざまな定義を用いて鎮静について報告されている。鎮静についてはフェンタニルとモルヒネ徐放性製剤の間に差はなかった（RR 0.88，95％CI 0.52〜1.48）。1 つの試験では特に呼吸抑制（実際には呼吸不全）が副作用として検討されており，タペンタドールを使用した 62 名のうち 1 名の呼吸抑制が報告されているが，モルヒネ徐放性製剤使用群ではみられなかった。サブグループごとの違いを評価できるデータは報告されていなかった。

まとめると，これらのエビデンスから，疼痛緩和の維持について，強オピオイド鎮痛薬とNSAID の併用は代替鎮痛薬より優れており，データに非一貫性はみられなかった。しかし，疼痛緩和が得られるまでの速さや疼痛軽減の維持期間，機能的アウトカムに関して，強オピオイド鎮痛薬の選択による差はほとんど，あるいは全くみられなかった。

● 推奨の論理的根拠

疼痛緩和の維持に関して，明確に最良なオピオイド鎮痛薬があることは，エビデンスからは示されなかった。システマティックレビューから，患者や日常診療での薬剤選択に影響を与え得る有害事象に関して薬剤ごとに多少の差があることが明らかになった。GDG は，オピオイド製剤間での多くの違いが強調されすぎていることを認識した。GDG は，有害事象の有無や程度が患者の選択に影響を与える可能性はあるものの，患者のオピオイド鎮痛薬に関する好みや価値観は薬剤によってわずかな差しかないと考えた。GDG は，すべての鎮痛薬の選択肢が提供されることは，医師や政策立案者などの主要な利害関係者にとって受け入れられる可能性が高いと合意したが，疼痛治療開始時の薬剤選択については，世界中の多くの臨床現場でオピオイド鎮痛薬の受容性にばらつきがある可能性が高いと考えた。GDG は，強オピオイド鎮痛薬に関するバランスのとれた規制が可能であることを指摘した。それは，オピオイド鎮痛薬を必要とする患者が利用できるようにする必要性と，オピオイド鎮痛薬の誤用に対処する取り組みの必要性のバランスをとるものである。このバランスを達成する方法についての推奨は，WHO のほかの文書に示されている[27]。

GDG は，オピオイド鎮痛薬の利用可能性を上げるには，医療従事者に対する追加の研修を含むリソースの拡充が必要だが，良好な疼痛コントロールは患者の機能の改善につながり，適切な緩和ケアの実施は費用対効果が高いと考えた。薬の値段は特定の薬剤が利用できるようになるかどうかを決定づけるうえで重要な要素となる。リソースが限られた環境では，安価な薬と高価な薬の間で臨床的な差が小さいときは，より安価な薬が好まれる。オピオイド鎮痛薬の供給はこれらの薬剤に関する世界的な公平性も改善するものでなければならない。これらの理由から，GDG はこの推奨を強い推奨とした。

6.2.2. 突出痛の治療

がんの突出痛とは，慢性的な痛みが 24 時間通して鎮痛薬で管理されている状況で生じる，一過性の痛みの出現もしくは増悪を指す[77]。

● ベスト・プラクティス・ステートメント

突出痛は，モルヒネ速放性製剤などのオピオイド鎮痛薬のレスキュー薬で治療されるべきである。

● 考慮すべき事項

定期的な薬剤の投与は，薬剤の特性にあわせて適正に行うべきである。定時投与薬に加えて，患者がレスキュー薬を使用できるようにする必要がある。レスキュー薬の投与量は，4 時間毎に定時投与しているオピオイド速放性製剤の 50〜100％量とするとよい。エビデンスが存在しないため，突出痛の治療に用いる薬剤の選択は，入手しやすさと投与しやすさに依存しても致し方ない。推奨事項 6.2.4 にあるように，使用する薬剤はオピオイド徐放性製

剤ではなく，オピオイド速放性製剤とするべきである。

● エビデンスの要約

　さまざまながんに罹患した高齢者集団において，突出痛のマネジメントのための鎮痛薬の比較を行った単施設の小規模RCT（n＝68）が1つある[42]。この試験では，モルヒネ徐放性製剤とモルヒネ速放性製剤の間には，突出痛の予防および疼痛緩和に差がない可能性を示唆する質の低いエビデンスが示された。この試験では，疼痛緩和が得られるまでの速さや疼痛緩和がどの程度維持されるか，生活の質（QOL），機能的アウトカム，呼吸抑制については検討されていなかった。この試験では，錯乱の予防に関するモルヒネ徐放性製剤とモルヒネ速放性製剤間の違いについての，とても弱い強さのエビデンスが示された。このクロスオーバー試験では，モルヒネ速放性製剤を使用している期間に2名の患者に錯乱が生じたが，その錯乱はオピオイド鎮痛薬に起因するものではなかった。

● 推奨の論理的根拠

　GDGは，臨床的に利用可能な薬剤のうち，一つの薬剤だけを検討した，たった1つの質の低いRCTを根拠に推奨を作成することを正当化できないことに合意した。GDGは，患者の価値観や好み，受容性，実現可能性に関する不確実性の程度が高いことも指摘した。しかしながら，GDGは，経粘膜性フェンタニル製剤のような特定の薬剤のコストは，低・中所得者層にとって法外に高価である可能性が高く，経口モルヒネ速放性製剤のような安価な薬剤を，もし，まだ入手できない状況にある場合には，速やかに優先的に入手できるようにするべきであると強く考えた。患者と医療者双方に突出痛の管理のためのガイダンスが至急必要であることを踏まえ，GDGは臨床経験と患者のニーズに基づき，突出痛は常にレスキュー薬で治療されるべきというベスト・プラクティス・ステートメントとして作成することを決定した。

　このベスト・プラクティス・ステートメントは，モルヒネ速放性製剤とモルヒネ徐放性製剤の選択に関する推奨事項（6.2.4参照）と一致していたため，推奨事項に組み込まれ，単独のベスト・プラクティス・ステートメントとしては提示されていない。

6.2.3. オピオイドスイッチングまたはオピオイドローテーション

　適切にコントロールできていないがん疼痛に対してオピオイドを増量している患者では，許容できる疼痛レベルの鎮痛が得られる前に有害作用が出現することがある。オピオイドスイッチングが鎮痛と有害作用のバランスを改善する可能性がこれまで示唆されてきた[78,79]。

● 推奨なし

　エビデンスが乏しく，WHOはオピオイドスイッチングまたはオピオイドローテーションについて推奨も反対もしない。

● 考慮すべき事項

　エビデンスがない現状でも，医師は，十分な鎮痛効果が得られない患者，または重度で対応困難な副作用がある患者，もしくはその両方の患者に対しては，個別に試験的治療としてオピオイドスイッチングを検討してもよいだろう。

　理想的には，医師は，実施中のがん疼痛をもつ患者に対するオピオイドローテーションの

効果を検証する臨床試験を探して，適応のある患者にはそのような試験に参加することを，可能な限り勧めるべきである。

● エビデンスの要約

がん疼痛をもつ患者に対するオピオイドスイッチングまたはオピオイドローテーションを評価した RCT はなかった。

6.2.4. モルヒネ速放性製剤と徐放性製剤の選択

● 推奨

効果的で安全な疼痛緩和を維持するため，速放性の経口モルヒネ製剤または徐放性の経口モルヒネ製剤を定期的に投与するべきである。どちらの製剤が定期的に投与されていても，レスキュー薬は速放性製剤を使用するべきである。(強い推奨，中程度のエビデンス)

● 備考

速放性の経口モルヒネ製剤は，必要とするすべての患者にとって，入手しやすく利用しやすいものでなくてはならない。徐放性製剤は速放性製剤の代わりにはなり得ず，追加の選択肢となるものである。

● 考慮すべき事項

両方の製剤を使うことができることをとても大切と考える患者がいることから，もし，医療資源が許す状況であれば，速放性製剤と徐放性製剤の両方を使えるようにすることが望ましい。医療体制上，どちらか1つの製剤しか選択できない場合は，徐放性製剤はレスキュー薬として使用できないが，速放性製剤は定時薬としてもレスキュー薬としても使用できるため，速放性製剤が選択されるべきである。

● エビデンスの要約

適格条件に合う10件の RCT で，モルヒネ速放性製剤とモルヒネ徐放性製剤が比較された[37,42,49,80-87]。ほぼすべての試験において，研究参加者のがん種はさまざまであった。また，研究参加者は一般的に中等度から高度の疼痛を有していた(または疼痛の重症度について明確な記載がなかった)。これらの研究では，さまざまな徐放性製剤について検討されていた(MS コンチン®，Oramorph SR®，Skenan®，MST Continus®，Kapanol® など)。突出痛に対しては，1件の試験で ketobemidone(日本未発売)が用いられ，その他の試験ではモルヒネ速放性製剤が使われていた。すべての試験では，モルヒネ速放性製剤は定められたスケジュールに従って定期的に服用するように処方されていた。

疼痛緩和に関して，モルヒネの速放性製剤と徐放性製剤に差はないという中程度のエビデンスがある。疼痛緩和に関する4つの試験からプールされたデータ(n=222)の解析では，速放性製剤と徐放性製剤に差はなかった(RR 0.99，95%CI 0.95〜1.03)。その他4件の試験のメタアナリシスでは，連続尺度を用いて測定された研究参加者の疼痛スコアは同等であることが示された。

ある小規模試験から，疼痛緩和が得られるまでの速さに差がない(安定した疼痛コントロールを達成するまでの時間，群間差 −0.4 日，95%CI −1.1〜0.3)ことを示す弱い強さのエビデンスが示された。同試験では，生活の質(QOL)に両群間の差が9点(1-100 [best] の変

換尺度，95％CI −6～24）で，差がみられないというとても弱い強さのエビデンスが得られた。疼痛緩和の維持や機能的アウトカムに関しては，適格条件に合う試験はなかった。2つの試験から，鎮静スコアについて，モルヒネ速放性製剤とモルヒネ徐放性製剤の間に差はないとする質の低いエビデンスが得られた。発生する可能性がある有害事象として呼吸抑制を明確に取り上げたのは2つの試験のみであった。この2つの試験では，全体のサンプルサイズが小さいため（n=126），呼吸抑制の発生はみられず，エビデンスの強さは弱かった。これらの臨床疑問に関してサブグループ解析をしたRCTはなかった。

● 推奨の論理的根拠

　モルヒネ速放性製剤とモルヒネ徐放性製剤の選択については，おそらく疼痛緩和についてはほとんど，あるいは全く差がみられず，疼痛緩和が得られるまでの速さ，疼痛緩和の維持，鎮静に関しても差はないだろうと考えられる。呼吸抑制の発生はいずれの製剤でも稀だと考えられる。GDGはある特定の製剤がほかを上回る明確な利点はないことに合意した。また，GDGは内服負担の少なさ，鎮痛効果がより長く持続し，夜中に目覚めることが少ないことを理由に，徐放性製剤を好む患者もいるが，製剤の選択に関しては，患者によりかなりのばらつきがあると考えている。また，ある特定の製剤に対して偏見をもっている患者もいるだろうと考えた。モルヒネ徐放性製剤は，一般的には速放性製剤よりも高価であるが，費用対効果はどちらが良いかははっきりしておらず，資源要件（訳者注：入手しやすさ）のばらつきは少ないと考えられた。GDGは，現在多くの国で，徐放性製剤しか使用できないかもしれないが，それでは突出痛の治療を維持するには不十分であることを指摘した。また，速放性製剤を利用できたとしてもそれが注射製剤だけであれば外来診療の場にはふさわしくないと考えた。両製剤をともに使用できることは医療従事者に受け入れられる可能性が高く，また実装可能であることから，GDGは，優先すべき薬剤は経口速放性製剤であり，ほかの製剤は許容できる追加の選択肢であるという但し書き付きで強い推奨を行った。

6.2.5. オピオイド鎮痛薬の投与経路

　オピオイド鎮痛薬は通常，非経口投与の不快さ，不便さ，費用を避けるために，できる限り経口投与することが望ましい。しかしながら，がん患者は疾患の過程のいずれかの時点で，嚥下障害，消化管閉塞，嘔吐などにより，薬剤の経口投与が困難となることが多い[18]。そのため，その他の経路からのオピオイド鎮痛薬の投与がしばしば必要となる。

● ベスト・プラクティス・ステートメント

　経口または経皮投与が不可能となったときは，患者にとってより痛みが少ないため，皮下投与が筋肉内投与より好ましい。

● エビデンスの要約

　単施設の小規模クロスオーバー試験では，オピオイドの経口または経直腸投与により重篤な副作用を認めたさまざまながん種の成人患者20人を対象に，オピオイドの非侵襲的投与と注射による投与の比較が行われた[88]。とても弱い強さのエビデンスで，ヒドロモルフォンの皮下投与と静脈内投与は疼痛緩和の程度において差を認めた（0-100 ［worst］の評価尺度で評価，差3.0，95％CI −15～21）。この試験では，重大なもしくは重要な有害事象は報

告されていない。この試験では，VAS で評価した鎮静の副作用は，オピオイド治療により両群で改善した。

● **推奨の論理的根拠**

エビデンスの質がとても低く，その量が限られているため，GDG は新たな推奨を示すことはできなかった。しかしながら，経口または経皮投与が好ましいという意見の一致が得られた。可能なときは経口もしくは経皮投与を行い，患者の痛みが少ないため皮下投与は筋肉内投与より好ましいことに GDG は合意した。以上の理由で，ベスト・プラクティス・ステートメントが作成された。

6.3. オピオイド鎮痛薬の中止

がん疼痛の原因が抗がん治療（例：手術や化学療法）によって効果的にコントロールされている場合，オピオイドの使用はもはや必要なく，オピオイド鎮痛薬を減量または中止する機会が存在する。GDG は，特にがん疼痛に対してオピオイド鎮痛薬を投与された患者において，効果的かつ安全にオピオイド鎮痛薬を中止するための最適な漸減方法に関する臨床疑問を作成した（詳細な臨床疑問については **Annex 4** を参照）。

● **ベスト・プラクティス・ステートメント**

患者に疼痛治療の過程でオピオイド鎮痛薬への身体依存※が生じた場合，離脱症状を避けるために，オピオイド鎮痛薬は徐々に減量するべきである。

● **エビデンスの要約**

この臨床疑問に対応する適格基準を満たす研究は見つからなかった。

● **推奨の論理的根拠**

GDG は，エビデンスがないため新しい推奨を行うことはできなかった。GDG は，オピオイド鎮痛薬の中止に関する一般的な指針をまとめた表を示し（**Annex 6** 参照），患者がオピオイド鎮痛薬の身体依存となった場合のオピオイド鎮痛薬の中止に関するベスト・プラクティス・ステートメントを作成することを選択した。

痛みが急激に軽減した後（神経ブロックや神経アブレーション手術の後など），医師は，オピオイド鎮痛薬を中止することができるまで，その減量を検討してもよい。放射線治療やほかの抗がん治療の後では，痛みの緩和はより緩徐であり，数日から数週間かかることがある。これらの痛みを和らげる治療が成功した場合，医師は，痛みが再燃しなければ完全に中止できるまで，患者の反応に応じてオピオイド鎮痛薬の用量をゆっくりと減らしていくことを検討するべきである。そのためには，綿密で定期的な評価が必要である。痛みが再燃した

※訳者注：身体依存は，オピオイド鎮痛薬に限らず一定期間薬物に曝露されることによって生じる生体の生理学的順応状態である。身体依存は数日以上オピオイド鎮痛薬の投与を受けるがん患者の多くで認められるが，痛みのためにオピオイド鎮痛薬が投与されていれば生体に不利益は生じないこと，精神依存とは異なること，オピオイド鎮痛薬以外の薬物でも生じる生理的な順応状態である。

場合，十分な疼痛緩和が得られるまで，一時的にオピオイド鎮痛薬の減量を停止し，必要に応じて再度増量するように留意すべきである。

離脱治療を受けているオピオイド依存症患者を対象としたオピオイド中止の臨床試験から有効なデータが得られている[89,90]。しかしながら，がん疼痛を有する患者が，がんではない患者と同様にエビデンスに基づくレジメンに反応するかどうか，また，がん疼痛を有する患者において任意のオピオイド代替療法が望ましいかどうかは明らかではない。このような不確実性はあるが，がん患者の治療に関わる医療従事者は，オピオイド鎮痛を必要としなくなった患者のために個別のオピオイド鎮痛薬の中止計画を作成し，実施するために，物質使用障害の専門家に相談し，連絡を取り合うことが望ましい。

6.4. がん疼痛マネジメントのための鎮痛補助薬

オピオイド鎮痛薬と併用される鎮痛補助薬は，多くのがん疼痛症候群のマネジメントにおいて有用であることがわかってきた。しかしながら，それらの薬剤は現在十分に活用されてはいない。例えば，神経圧迫におけるコルチコステロイドのように疼痛緩和を向上させるために，または不眠，不安，抑うつのような，併存する精神症状の治療（鎮静薬や抗うつ薬）のために鎮痛補助薬は必要だろう[17]。

6.4.1. コルチコステロイド

コルチコステロイドは，骨転移の痛み，神経障害性疼痛，内臓痛のようなさまざまなタイプのがん疼痛マネジメントに使用される最も一般的な補助薬の一つである[84,91]。

● 推奨

がんに関連した痛みのある成人（高齢者を含む）および青年において，適応であれば，補助薬としてのコルチコステロイドは疼痛コントロールを達成するために投与されるべきである。（強い推奨，中程度のエビデンス）

● 備考

■ 一般的に，コルチコステロイドはできる限り短い期間で処方されるべきである。

■ がん疼痛に対する最適なコルチコステロイドの投与量は，痛みの部位や種類，感染リスクの有無，疾患の進行度，糖尿病の有無，ケアの目標などの多くの臨床上の因子によって異なる。

■ がん疼痛，または腫瘍周囲の浮腫が少なくとも原因の一端と考えられる合併症を治療する際，ミネラルコルチコイド作用が最も少ないコルチコステロイドを使用することが望ましい。

● 考慮すべき事項

コルチコステロイドの適切な投与量は，適応や薬剤によって異なる。開始量に続いて，投与量は経時的に減量するべきであり，鎮痛薬の必要性によって，最適な維持投与量は決定されるべきである。

コルチコステロイド投与が禁忌である患者もいるため，コルチコステロイドを投与する患者の選択には，注意が必要である。

● エビデンスの要約

　7つの比較試験[92-98]で，さまざまながん種の患者においてコルチコステロイドとプラセボが比較されている（Annex 3, Evidence Profile 5.1）。メチルプレドニゾロン（4試験），デキサメタゾン（2試験），プレドニゾロン（1試験）がそれぞれ評価された。

　5つの試験において，コルチコステロイドを投与されている患者は，プラセボを投与されている患者より疼痛緩和効果が大きかったという中程度の質のエビデンスが示された。両群での疼痛スコアの差を要約すると，−9.9（0-100［worst］の評価尺度），95％CI −16.0〜−3.8，コルチコステロイドのほうが良かった。この推定値の半分以上を占めるのは，統計学的な有意差が示された唯一の試験であり，この試験ではコルチコステロイドによる最も大きな疼痛軽減効果を報告した，1985年に出版されたものである。

　疼痛緩和が得られるまでの速さや疼痛緩和が維持できる期間に関して報告をした試験はない。3つの試験から，コルチコステロイドを投与された患者が，プラセボを投与された患者と比べて生活の質（QOL）が改善した〔0-100［best］の評価尺度で12.6（95％CI 6.2〜19.0）の差〕という，とても質の低いエビデンスが得られた。1つの小規模試験が消化管出血に関するとても質の低いエビデンスを示した。これはこの有害事象（消化管出血）について報告された唯一の試験である。このクロスオーバー試験において，研究対象となった31人の患者に消化管出血は起こらなかった。2つの小規模試験で，精神的な有害事象について報告された。1つは抑うつに関するとても質の低いエビデンスを示したもので，抑うつの発生に差はない（RR 1.00, 95％CI 0.06〜15.2）というとても不精確な推定である。もう1つの試験は，不安と「精神的な変調」（定義はされていない）が，コルチコステロイド投与群により少ない（いずれも RR 0.59, 95％CI 0.11〜3.20）というとても質の低いエビデンスを示した。せん妄，精神疾患に関して報告した研究はなかった。

　特定の異なる種類のコルチコステロイドの効果を比較した試験はなかった。

● 推奨の論理的根拠

　コルチコステロイドはおそらく疼痛緩和を改善し，生活の質（QOL）を改善するだろうという中程度の質のエビデンスが示された。しかし，この対象集団において，コルチコステロイドが消化管出血や精神的な有害事象のリスクを増やすかどうかははっきりしていない。GDGは，患者（特に若年の患者）が，しばしば彼らが気にしている副作用（訳者注：ムーンフェイスのこと）のために薬剤の使用をためらうことに注目した。高齢者も，しばしば糖尿病やその他の合併症のために使用をためらう。GDGは，コルチコステロイドの効果発現の早さをたびたび評価している医師が，このオプションを好むと考えた。必要とされる医療資源は小さく，このオプションは実施可能である。GDGは，この治療法が公平性に大きな影響を与えるとは考えなかった。GDGは，コルチコステロイドの適応と判断される場合には，コルチコステロイドによる副作用や有害事象が重篤であったとしても，使用するほうが効果と有害事象のバランスからみて利益があることに注目し，強い推奨を行った。しかしながら，GDGは，異なる種類のコルチコステロイドを比較したエビデンスが欠如していることから，ある種類のコルチコステロイドがほかのコルチコステロイドよりも好ましいという推奨は行わないこととした。

6.4.2. 抗うつ薬

がんに関連した神経障害性疼痛はよくみられる症状であり，病気自体もしくはがん治療の双方によって起こり得る。三環系抗うつ薬（TCAs）と選択的セロトニン・ノルエピネフリン（ノルアドレナリン）再取り込み阻害薬（SNRIs）の2種類の抗うつ薬が，神経障害性疼痛に対する鎮痛補助薬として一般的に使用されている。

● 推奨なし

WHO は，がんに関連した神経障害性疼痛の治療に抗うつ薬を使用することについて推奨も反対もしない。

● 考慮すべき事項

腫瘍に関連した神経障害性疼痛の治療に特化した質の高いエビデンスがない中で，GDGは，非がん性神経障害性疼痛における抗うつ薬の有効性データに注目し，オピオイドとアセトアミノフェン（パラセタモール）または NSAIDs，またはその両方を併用しても十分に緩和されないがんに関連した神経障害性疼痛の患者に対して，抗うつ薬による試験的治療を検討することを提案する。十分なタイトレーションをしたうえで，その有効性を評価するように注意を払う必要があり，有益でない場合は治療を中止するべきである。理想的には，適格患者はがん疼痛に対する有効性を確立するために臨床試験に登録されるべきであり，医療従事者は，そのような試験を探し出し，適格患者の登録を促進することが望ましい。

● エビデンスの要約

1件の適格となった試験では，重度の神経障害性がん疼痛を有する60人の患者（がん種および年齢は報告されていない）を対象にアミトリプチリンとプラセボが比較された[99]。がんに関連した神経障害性疼痛患者の疼痛軽減にアミトリプチリンがプラセボよりも効果的であるという質の低いエビデンスが得られた。両群の VAS スコア（0-100［worst］評価尺度に変換したもの）の差は -4.7（95%CI $-9.2 \sim -0.2$）であった。この試験では，完全な疼痛緩和，疼痛緩和が得られるまでの速さ，疼痛緩和が維持される期間，生活の質（QOL），機能的アウトカム，有害事象に関するデータは報告されなかった。

異なる抗うつ薬同士を比較した適格基準に合致する試験はなかった。

● 推奨の論理的根拠

何十年にもわたる臨床経験の中で，抗うつ薬が神経障害性疼痛に有効であることが示されているが[100]，GDG は抗うつ薬が腫瘍に関連した神経障害性疼痛に有効であることを示すエビデンスが十分であると確信できなかった。したがって GDG は，エビデンスの不足を理由に，推奨なしとすることを選択した。それに加えて，グループは，患者の中にはスティグマ（訳者注：その使用を恥だと感じるような気持ち）があるために抗うつ薬の使用を強く嫌悪する人がいるかもしれないことや，口渇，便秘，鎮静などの抗コリン性の副作用の可能性があることにも留意した。

異なる抗うつ薬同士を比較した適格基準に合致する試験はなかった。

エビデンスの欠如のため，GDG は特定の抗うつ薬を推奨することはできなかった。

6.4.3. 抗けいれん薬

がんに関連した神経障害性疼痛はよくみられる症状であり，がんそのものやがん治療に伴って生じ得る。抗けいれん薬は鎮痛補助薬として，神経障害性疼痛に一般的に用いられる。ガバペンチン，プレガバリン，カルバマゼピン，バルプロ酸などの抗てんかん薬が神経障害性疼痛の治療に有効であることが報告されている（Fallon, 2013[100]を参照）。

● 推奨

WHO は，がんに関連した神経障害性疼痛の治療に抗てんかん薬/抗けいれん薬を使用することについて推奨も反対もしない。

● 考慮すべき事項

抗てんかん薬の使用を支持する明確なエビデンスが不足しているため，GDG は医師が個々の症例に応じて，試験的治療を検討すること，十分な鎮痛を得られない場合，および/または，重度の，対応が難しい副作用がある場合に抗てんかん薬の処方を考慮することを提案した。

理想的には，医師はがん疼痛を有する患者における抗けいれん薬の有効性を検証する臨床試験を見つけ，可能な限り，適格患者が臨床試験に登録するよう奨励するべきである。

● エビデンスの要約

システマティックレビューの結果は提示されなかった。この臨床疑問のためにシステマティックレビューで検索されたエビデンスは，不正が発覚したために削除された。

ガバペンチンは広く処方されているが，不正なエビデンスのために，2017 年には WHO の必須医薬品モデルリストから除外された[101-104]。

● 推奨の論理的根拠

この不正なデータが含まれていることから，この臨床疑問に関するシステマティックレビューのデータに疑念があると判断し，推奨は行われなかった。不正なデータはガバペンチンに関するもののみであったが，レビュー結果にはガバペンチン以外にもほかの抗てんかん薬が含まれており，GDG は抗てんかん薬全般に関するさらなる評価，解釈，意思決定の前に新しいレビューが必要だと判断した。この問題については次のガイドライン改訂での評価が求められる。

6.5. 骨転移による痛みのマネジメント

がん疼痛の中には，薬物療法と非薬物療法の組み合わせで対応するのが最も適切であるものがある。例えば，骨転移による痛みや腫瘍による局所圧迫に伴う痛みは，可能であれば放射線治療を検討するべきである[17]。欧州臨床腫瘍学会（ESMO）のがん疼痛治療に関する診療ガイドラインでも放射線治療を推奨している[105]。薬物療法で制御困難な骨転移による痛みをもつすべての患者は，放射線外照射療法もしくはラジオアイソトープ治療を検討するためにがん治療医が評価するべきである。

6.5.1. ビスホスホネート

　ビスホスホネートは，破骨細胞活性を抑制し，骨転移病変でよくみられる骨吸収促進を妨げる。それにより，ビスホスホネートは骨関連事象（skeletal-related event；SRE）などの合併症の減少，骨転移による痛みの改善や鎮痛薬必要量の減少などをもたらす[106,107]。ビスホスホネートには，clodronate（日本未発売），イバンドロン酸，パミドロン酸，リセドロン酸，エチドロン酸，ゾレドロン酸などがある。

● 推奨

　骨転移のある成人（高齢者を含む）および青年において，ビスホスホネートは骨転移による痛みの予防および治療のために使用されるべきである。（強い推奨，中程度のエビデンス）

● 考慮すべき事項

　ビスホスホネートを使用する際には，投与による可逆性の腎障害をきたす可能性を考慮する必要がある。

● エビデンスの要約

• ビスホスホネートとプラセボの比較

　ビスホスホネートとプラセボを比較した40件の試験が適格であった[108-147]。

　ほとんどの試験が乳がんもしくは前立腺がん患者を対象とした試験であった。clodronate 13件，ゾレドロン酸9件，イバンドロン酸とパミドロン酸がそれぞれ5件ずつ，エチドロン酸とリセドロン酸がそれぞれ1件ずつ採用された。それぞれの研究において併用薬（疼痛緩和を含む）は明示されていなかったが，ビスホスホネートが骨転移による痛みの治療もしくは予防目的の補助治療として使用されていた。

　ビスホスホネートは，プラセボと比較して有痛性骨転移を合併している患者における疼痛緩和が得られるという中程度の強さのエビデンスが得られた。7件の研究で鎮痛が得られたかをカテゴリー尺度で評価していた。そのうち4件では痛みの改善の程度（例：5件法の疼痛評価で2点以上の改善）[116,126,136,144]，3件では完全疼痛緩和[113,123,134]を評価していた。結果は，ビスホスホネートが優勢ではあるものの，完全疼痛緩和（RR 1.61，95％CI 0.89〜2.93）痛みの改善の程度（RR 1.24，95％CI 0.90〜1.71）のいずれに関しても有意差は示されなかった。14件の研究では，疼痛の強さを連続変数（0-100 ［worst］，100件法の尺度に変換）で評価していた[110,112,114-116,124,125,128,131,132,135,138,140,146]。結論としては，ビスホスホネートは，群間差で−11.8（95％CI −17.6〜−6.1）と，統計学的に有意な疼痛軽減を示した。

　疼痛緩和が得られるまでの速さを評価した研究はなかった。1つの研究において，前立腺がん患者での鎮痛が得られている期間に関して，リセドロン酸群とプラセボ群間で有意差がないという，弱い強さのエビデンスが示されている。

　5件の研究で，ビスホスホネートによる生活の質（QOL）への影響はプラセボと差がないという，さまざまな強さのエビデンスが示されている[111,112,116,119,132]。これらの研究では，clodronate（3件），イバンドロン酸（1件），ゾレドロン酸（1件）について検証が行われた。これら5件の研究では，さまざまの尺度で評価されたQOLスコアに有意差がなかったことを示す弱い強さのエビデンスが示された（5研究を統合した0-100 ［best］ 評価尺度における差

8，95％CI −6〜22)。1件の研究で，clodronate で QOL 低下の程度の減少や QOL 低下の遅延（RR 0.81，95％CI 0.67〜0.99，HR 0.71，95％CI 0.56〜0.92）をもたらすという中程度の強さのエビデンスが示されている[111]。

　25件の研究で，さまざまな SRE が評価された[108,109,112,117-122,124,127,129,130,132,133,135,137,138,141-143,145-148]。全体として，ビスホスホネートが SRE のリスクを減少させるという中程度の強さのエビデンスが示された。6件のゾレドロン酸（4件）およびイバンドロン酸（2件）の効果をみた研究で，初回の（何らかの）SRE 発生までの期間に関してビスホスホネートがプラセボと比較して統計学的有意な利益をもたらすことを示した（HR 0.71，95％CI 0.61〜0.84）[109,117,119,133,137,146]。18件の研究で，任意の SRE 発生リスクの低下が示された（18研究を統合した RR 0.81，95％CI 0.76〜0.86）[108,109,117-122,124,127,133,135,137-139,145-147]。4件の研究で顎骨壊死のリスクが検討された[109,125,132,142]。すべての研究を通じて，ビスホスホネート群（n＝460），プラセボ群（n＝450）のいずれにも顎骨壊死の発生はみられなかった。

・ビスホスホネートの選択

　さまざまながん種（多くは乳がん，前立腺がん または，非小細胞肺がん）の骨転移のある患者に対する異なるビスホスホネートの効果を比較した7件の研究が採用された[148-154]。エビデンスは十分ではなく，4種類のビスホスホネート（clodronate，イバンドロン酸，パミドロン酸，ゾレドロン酸）に関して評価した7件の研究のエビデンスの強さは十分ではなかった。対象となった患者は高齢者が多く，平均年齢は53〜73歳であった。疼痛コントロールに関して扱っていたのは2〜3件のみで，とても弱い強さのエビデンスであるが，疼痛緩和や疼痛スコアの変化に関しては，異なるビスホスホネート間で差は認められなかった。1件の研究においてイバンドロン酸で疼痛緩和が得られた割合（6％）は，ほかのビスホスホネートよりも少なかった（それぞれ1〜2件の研究で15〜26％）。疼痛強度の変化（0-100［worst］の連続変数で評価）は，4種類のビスホスホネートで同程度であった（−3.3〜−5.0）。

　2件の研究から，疼痛緩和の維持期間に関するとても弱い強さのエビデンスが得られた。1件の研究で，各種がん（約半数以上が肺がん）における疼痛緩和の維持できた平均期間は，イバンドロン酸（5.5カ月）とパミドロン酸（5.2カ月）で差がみられなかった[151]。1件の研究では，前立腺がん患者における疼痛緩和の維持期間は clodronate（13カ月）のほうがゾレドロン酸（9カ月）よりも長かったことを示した（p＝0.03）[152]。

　6件の研究から SRE に関するとても弱い強さのエビデンスが得られた。各ビスホスホネート間で SRE の発生割合はおおむね同じであった（18〜26％，パミドロン酸はデータなし）。これらの研究で，clodronate で16％，パミドロン酸で7％の発生率（p＝0.03）であった乳がん患者を対象とした1件の研究を除けば，骨折の発生割合は各ビスホスホネート間でほぼ同程度であった。3件の研究から，各ビスホスホネート間で脊髄圧迫の発生率に差は認められなかった。2件の研究から骨病変に対する放射線治療の割合に，3件の研究から骨折手術の割合に，それぞれ各ビスホスホネート間で差は認められなかった。

　3件の研究でビスホスホネート間の高カルシウム血症発生率が報告された。うち2件において，それぞれ，イバンドロン酸（10.7％）とゾレドロン酸（9.3％），clodronate（2.9％）とゾレドロン酸（1.4％）で高カルシウム血症の発生に差は認められなかった。残りの1件では，ゾ

レドロン酸（28％）がイバンドロン酸（45％）（RR 0.64，95％CI 0.39～1.03）（訳者注：統計学的有意差があるが，原文のまま記載），パミドロン酸（50％）（RR 0.57，95％CI 0.35～0.91）よりそれぞれ高カルシウム血症の発生が少ないことが示された。

3件の研究の結果から，顎骨壊死の発生はclodronate（1.5％），イバンドロン酸（0.7％），ゾレドロン酸（1.2％）で稀であることが報告されているが弱い強さのエビデンスで示された。生活の質（QOL）に関する報告を行っている研究はみられなかった。

● 推奨の論理的根拠

GDGは，プラセボと比較して，適切な患者に対してビスホスホネートを投与することが，その効果と副作用のバランスから考えて強く支持されることに合意した。重篤な有害事象とされる顎骨壊死は非常に稀であると考えられ（採用した研究では発生はみられなかった，n＝910），利益が害を上回ると考えられる。各ビスホスホネートで腎機能障害発生の違いが報告されており，禁忌となる腎障害の程度に違いがあるため，それぞれの医師によってビスホスホネートの種類に関する好みが異なる可能性がある[155]。

GDGは多くの患者はビスホスホネート投与を受けることを望むだろうと考えた。しかしながら，一方で，ビスホスホネートは高価であり，しばしば法外な価格であることも認識している。高所得国においては，骨粗鬆症を合併している高齢女性や骨転移がある乳がん患者に対するビスホスホネート投与はコスト削減もしくは費用対効果に優れる（患者の状況により）と考えられる[156-158]。低所得国においても同様のコスト削減につながるかは，まだ不明である。

多くのRCTは，間欠的な静脈内投与に関して検討したものである。ビスホスホネートが静脈内投与でなければならないということは考慮が必要ではあるが，そのことが推奨の強さを弱める十分な理由とはならないと考えた。したがって，GDGとして，ビスホスホネート投与を強い推奨とした。

GDGは，患者にとって，あるビスホスホネートがほかのビスホスホネートよりも好ましいと考えるべき大きな理由はなく，ビスホスホネート間にはわずかな違いしかないと考えた。

種々のことを考慮すると，GDGは，公平性を保った判断を下すことが難しいと考えた。エビデンスが決定的でないことやその他の考慮事項があることを踏まえて，GDGの合意として，ある特定のビスホスホネートをほかのビスホスホネートよりも優先するという推奨はできないと判断した。

6.5.2. モノクローナル抗体

骨転移による痛みのマネジメントのために，破骨細胞や神経成長因子など，各種標的に対するモノクローナル抗体が研究されている。

● 推奨なし

WHOは骨転移による痛みの予防あるいは治療にモノクローナル抗体を使用することについて，推奨も反対もしない。

● **エビデンスの要約**

• **モノクローナル抗体とプラセボの比較**

単施設の小規模研究において，モノクローナル抗体とプラセボが比較されている（**Annex 3. Evidence Profile 5.2.3**）。この研究では，有痛性骨転移のある成人の前立腺がん・乳がん・腎細胞がん・多発性骨髄腫の患者59人（年齢32〜77歳，平均年齢56歳）におけるtanezumab（日本未発売）の効果を評価した[159]。とても弱い強さのエビデンスであるが，平均およびworstに関して群間差は認められず（群間差 平均−2.6［95％CI −11.8〜6.6］，worst−0.1［95％CI −9.3〜9.1]），疼痛緩和が得られた症例（50％以上の疼痛強度低下）の割合にも差が認められなかった（RR 1.38，95％CI 0.55〜3.49）。この研究では疼痛緩和が得られるまでの速さや疼痛緩和の維持期間，生活の質（QOL）や機能的アウトカムに関する評価は報告されていない。またこの研究では，とても弱い強さのエビデンスながら，SREに関して，tanezumab群において29例中1例（3.4％）で大腿骨骨折がみられたが，プラセボ群では30例中0例であったことが報告されている（ただし，1例で転移病変の進行がみられた）。顎骨壊死に関して報告されている研究はなかった。

• **モノクローナル抗体の選択**

骨転移による痛みの予防もしくは治療に関して，特定のモノクローナル抗体とその他のモノクローナル抗体の効果を比較した適格基準にあてはまる研究はなかった。

● **推奨の論理的根拠**

1件の適格基準を満たす研究の結果に基づいて，GDGは，プラセボと比較してモノクローナル抗体の使用について推奨も反対もしない。

骨転移による痛みの予防あるいは治療のために，特定のモノクローナル抗体をほかのモノクローナル抗体よりも選択的に使用する事に関しても，GDGは推奨も反対もしない。

6.5.3. ビスホスホネートとモノクローナル抗体の比較

● **推奨なし**

WHOは，骨転移による痛みの予防あるいは治療に関して，モノクローナル抗体がビスホスホネートと比較して優位であるかどうかについて，推奨も反対もしない。

● **エビデンスの要約**

モノクローナル抗体とビスホスホネートを比較した9件の研究を採用した[159-168]。すべての研究でモノクローナル抗体としてデノスマブが，6件の研究でゾレドロン酸の効果が検証された。パミドロン酸および（各地の臨床状況に基づいた）種々のビスホスホネートも評価されていた。対象は，転移性骨病変を合併している患者であり，原疾患は主に乳がんまたは前立腺がんであるが，非小細胞肺がんや多発性骨髄腫，その他のがんも含まれた。対象のがん種のみ異なり，その他のプロトコルは同様な3つの研究[163-165]が別々に実施・報告され，またそれら3つの研究結果をまとめた論文も報告されている[168]。すべての研究で，対象患者の年齢は幅広かった。これらの研究では，併用薬（鎮痛薬を含む）に関する情報は明示されていなかったが，モノクローナル抗体およびビスホスホネートは補助薬として，骨転移による痛みの予防および治療として使用されたとみなした。

乳がんおよび多発性骨髄腫の患者を対象としてデノスマブとゾレドロン酸の効果を比較した1件の大規模研究の結果から，疼痛緩和（RR 0.89，95%CI 0.67〜1.10）と疼痛緩和が得られるまでの速さ（HR 1.02，95%CI 0.91〜1.15）に差がないという弱い強さのエビデンスと，生活の質（QOL）に差がない（RR 1.08，95%CI 0.95〜1.23）というとても弱い強さのエビデンスが得られた[174]。疼痛軽減の維持を評価した研究はみられなかった。

6件の研究を通じて，すべてのSRE（RR 0.86，95%CI 0.81〜0.91），骨折（RR 0.88，95%CI 0.78〜0.96），骨転移に対する放射線治療（RR 0.80，95%CI 0.73〜0.88），高カルシウム血症（RR 0.58，95%CI 0.34〜0.81）のいずれもビスホスホネート群で発生頻度が統計学的に有意に多いという質の高いエビデンスが得られた。2件の研究から，機能的アウトカムに関する弱い強さのエビデンスが得られた。3件の研究から，デノスマブはビスホスホネートよりも顎骨壊死の発生リスクが高いという，質の高いエビデンスが得られた（RR 1.40，95%CI 0.92〜2.13）。

● 推奨の論理的根拠

エビデンスのシステマティックレビューから，モノクローナル抗体はビスホスホネートと比較してSRE発生リスクを有意に軽減し，機能的アウトカムを有意に向上させるが，顎骨壊死のリスクは上昇させることが示唆された。モノクローナル抗体とビスホスホネートのどちらを選択するかによって，骨転移による痛みや疼痛緩和が得られるまでの速さに差はないか，あってもきわめてわずかであるといえるかもしれない。モノクローナル抗体は，ビスホスホネートよりも薬剤投与に関連する苦痛は少なく，それは患者からは好まれるかもしれない。一方で，モノクローナル抗体は非常に高価である。顎骨壊死（モノクローナル抗体のほうが発生率が高い）は重大な有害事象であり，GDGとしては患者の好みに影響を与えるものと考える。しかし，顎骨壊死に関連して予想される負の側面とビスホスホネートで発生が多いSREに関連して予想される負の側面は十分に秤にかけなければならない。

ビスホスホネートと比較してデノスマブ投与のほうが相対的に利益が得られるが，その得られる利益とデノスマブにかかる相対的コストは不釣り合いである。これらを基に，GDGは，一方の薬剤をほかの薬剤を上回って推奨できないことに合意した。

6.5.4. 放射線治療における単回照射と分割照射の比較

放射線治療は，鎮痛薬の減量，生活の質（QOL）の向上，ならびに骨折や脊髄圧迫の発生リスクを軽減することによる骨格系機能の維持および向上を目的として実施される。緩和的放射線治療は，骨転移による痛みに対し，新規に疼痛部位が出現した際や，初回の放射線治療後に効果が不十分な際に適応となる[169]。

● 推奨

成人（高齢者を含む）および青年の骨転移による痛みに対して，放射線治療が適応となり実施可能である場合には，単回照射が実施されるべきである。（強い推奨，質の高いエビデンス）

● 備考

この推奨はすでに有痛性骨転移をもつ患者に対して適応されるものであり，予防的な放射線治療に関する推奨ではない。

● 考慮すべき事項

単回照射※1の実施は，おそらく治療費の公費負担の軽減，治療待機時間の軽減，財政的節約に有益な効果があると思われる。

● エビデンスの要約

23件（訳者注：参考文献は24件）のRCTで単回照射と分割照射※2が比較されていた（**Annex 3，Evidence Profile 6.1**）[170-193]。ほとんどすべての試験で，単回照射群では1回線量として8Gyが使用されていた（2件の古い試験において10Gyまたは8～15Gyの単回照射が用いられていた。ただし5Gyを使用した1つの試験は除外した）。分割照射群の総線量は20～30Gyと幅があり，多くは5～10回以上に分割されて実施されていた。これらの試験はさまざまながん種の患者を対象としており，ほとんどの研究で乳がん・前立腺がん・肺がん患者が含まれている。研究参加者の年齢が報告されている研究では，その大部分が高齢者であり，平均年齢は48～72歳の間にあり，最若年者は16歳であった。

痛みの緩和や改善について，分割方法が異なってもその効果が同等であるという，質の高いエビデンスが得られた。どちらのスケジュールでも，被検者の25または26％に完全疼痛緩和が得られ（RR 0.97，95％CI 0.89～1.06），69または71％に完全疼痛緩和もしくは部分的な疼痛緩和が得られた（RR 0.97，95％CI 0.93～0.998）疼痛緩和の程度が連続尺度を用いて評価されていた研究は稀であった。3件の試験において分割方法による疼痛緩和の程度に差のないという質の低いエビデンスが示されている。これらの研究を定量的に統合することはできないが，いずれも統計学的な有意差はないと報告されている。

3件の試験で疼痛緩和が得られるまでの速さ（すなわち完全除痛までの期間）について報告されており，分割方法によって差がないという中程度の強さのエビデンスが明らかとなった。しかしすべての試験で，その結果は，生存曲線における有意差なし，もしくは，単回照射群と分割照射群の両群ともに2週間以内に疼痛緩和を達成した，といったように曖昧な形で報告されていた。9件の試験で疼痛緩和の期間（疼痛軽減の維持）が報告され，治療スケジュール間で差がないことについて中程度の質のエビデンスが示された。多くの研究では放射線治療スケジュール間による有意差のないことがデータの提示なく報告されているが，1件の研究ではHR 0.91（95％CI 0.46～1.82）と報告されている。

照射（指標）部位の骨折が分割照射と比較して単回照射においてより高い頻度で発生することについては，質の高いエビデンスがある。全試験を通じて，患者の3～4％に指標部位の骨折がみられた（RR 1.48，95％CI 1.08～2.03）。脊髄圧迫の発生頻度（脊椎転移を放射線治療した集団で）が，分割照射（1.4％）と比較して単回照射（2.2％）においてより高いという質の高いエビデンスが示されているが，統計学的な有意差はなかった。全試験を通じてはRR 1.45（95％CI 0.89～2.37）であった。

※1 訳者注：原文はLow-fractionated（Single-dose）radiotherapyだが，参考文献はすべて単回照射と複数回照射の比較であり，「単回照射」とのみ訳した。

※2 訳者注：原文にはHigh fractionとmultiple fractionが混在していたが，参考文献はすべて単回照射と複数回照射の比較であり，ともに「分割照射」と訳した。

● 推奨の論理的根拠

　GDG は，骨転移による痛みの緩和や疼痛緩和が得られるまでの速さや疼痛緩和の期間など放射線治療の利点について，単回照射と分割照射の間に差はないことで一致した。GDG は，重要なアウトカムである治療部位の骨折リスクは分割照射と比較して単回照射のほうが大きいという，質の高いエビデンスがあることを認識した。

　GDG は，低分割治療が治療を受けるための移動回数が少ないことについて，ほとんどの患者がよりメリットを感じると考えた。同様に医療従事者においても，単回照射の実施について，ほとんどの場合容認されると考えた。患者が 1 回の通院でより高い線量を受ける単回照射（例：1 回 8 Gy）は，毎回の線量は小さいが複数回の通院でより大きな総線量を受ける長期スケジュール（例：20～30 Gy を 5～10 分割以上）に比べ，時間と費用の点で負担が少ない[194]。こうしたことから GDG は，放射線治療スケジュール間での痛みに関する臨床的差異はごくわずかであり，単回照射のもつ費用や公平性の大きな利点も考えあわせると，骨折のリスク増加は示唆されるものの単回照射が分割照射よりも好ましいと結論づけた。放射線治療に関する設備やスタッフが不十分な状況下で，より多くの患者に単回照射を実施するのであれば，同じ資源がより広く活用でき，かつ通院費用のような患者負担も低減できることから，単回照射の選択肢は最適であるということになる。これらの理由と質の高いエビデンスから，強い推奨とした。

6.5.5. 骨転移による痛みに対するラジオアイソトープ

　ラジオアイソトープは，放射線治療が実施できない全身性の骨痛に対して，ときに使用される。

● 推奨なし

　WHO は，成人や青年の骨転移に関連する痛みのコントロールを目的としたラジオアイソトープの使用について，推奨も反対もしない。

● エビデンスの要約

　3 件の RCT で，ラジオアイソトープの使用がコントロール群（未使用群）と比較された[119,195,196]。3 件の研究すべてが前立腺がんの男性を対象に実施された。研究では，ストロンチウム 89（2 件）とサマリウム 153（1 件）の効果が評価された。研究参加者の大部分が高齢者で，その平均年齢は 69～71 歳であった。参加者 24 人という単施設の非常に小規模の研究参加者の 1 件の研究では，ラジオアイソトープ治療での骨転移による痛みの緩和における比較的良い結果（RR 21，1.37，322）と VAS による骨痛評価の純差が −38 ポイント（95％CI −47～−29）であるという，とても質の低いエビデンスを示した。疼痛緩和が得られるまでの速さと疼痛軽減の維持に関して報告した研究はなかった。

　2 件の研究から，ラジオアイソトープ群がプラセボ群に対して，治療後の SRE の発生頻度が低く（RR 0.86，95％CI 0.77～0.95）また SRE の発生が遅延する（HR 0.73，95％CI 0.62～0.86）という質の高いエビデンスが得られた。この 2 件の研究から，両群で骨折リスク（RR 1.05，95％CI 0.53～2.08）と脊髄圧迫リスク（RR 0.82，95％CI 0.39～1.71）が同等であることについて質の低いエビデンスが示された。1 件の研究から，有害事象としての骨痛がラジオ

アイソトープ治療においてより少ない（RR 0.81，95%CI 0.71〜0.91）という，中程度の質のエビデンスが得られた。また別の試験では，生活の質（QOL）の向上に有意差がないとする，とても質の低いエビデンスが示された（RR 0.97，95%CI 0.68〜1.24）。

● 推奨の論理的根拠

　GDG は，前立腺がん患者において，ラジオアイソトープを使用することにより，SRE の発生を減少および遅延させることができ，おそらくは生活の質（QOL）を向上させ，より良い骨転移による痛みの緩和が得られる可能性があると認識した。しかし，GDG は非常に高価であること，また現在のエビデンスは前立腺がんの男性のみが対象となっており，その普遍性が欠如していることを理由に，ラジオアイソトープの使用について推奨も反対もしなかった。

7 研究課題

　全体として，がん疼痛マネジメントに関する研究が何十年にもわたって行われてきたにもかかわらず，いくつかの重要な臨床疑問に関するエビデンスが不足しており，それがこの分野におけるガイドライン推奨作成の妨げになっている。

　研究プロトコルの違い，疼痛アウトカムの評価方法の違い，対象患者の著明な不均一性，などがメタアナリシスを用いた研究結果の統合可能性を制限している。統計学的にデータを統合できるように，今後のがん疼痛緩和に関する研究において疼痛評価法や評価ツールを標準化することができれば，持続的なエビデンス構築に役立つであろう。例えば，各国の学術団体が，臨床や研究において妥当性が確認されている評価尺度を使用することを推奨するなどである。

　多くの研究においてバイアスリスクが高くなっていることに注意が必要である。今後の研究は標準的な RCT の手法を用いて執り行われるべきであり，研究者は方法論的な質が低下しないように研究を遂行するよう心がけるべきである。CONSORT 声明は，臨床研究の報告における有用なテンプレートである[197]。

　がん疼痛マネジメントにおいて確立された治療法の一部として利用されているにもかかわらず，実際には，コルチコステロイドの選択や抗けいれん薬，抗うつ薬などいくつかの鎮痛補助薬の効果に関する臨床研究によって裏付けられたエビデンスは存在しないか非常に限られている。この分野で明らかになっている臨床上の不確実性に対応するためには，臨床研究に取り組むことが急務である。臨床研究の結果が得られれば，診療に関する推奨の裏付けとなるデータが得られるのはもちろん，重要なのは，治療による利益が得られない，もしくは，むしろ害をもたらすという結果が得られた場合にも，不要なコストの軽減や潜在的な有害事象を回避するために，現在の診療プロトコルの修正が可能となることである。評価項目には，効果，安全性，および薬剤の経済学的な影響を含むべきである。プラセボのみならず，ほかの鎮痛薬や薬剤との効果を比較する研究を行うべきである。

　多くのほかの領域と同様に，ほとんどの研究は高所得国で行われたものである。がん罹患率が大幅に高まっている低・中所得国において，がん疼痛マネジメントに関する研究が重点的に行われることが望まれる。緩和ケアと疼痛緩和に関するランセット委員会報告でも示されたように，臨床研究を実施する際には，重篤な健康関連の苦痛を評価項目に含めるべきであり，必須かつどこでも実施が可能な鎮痛・緩和ケアの介入パッケージの効果を評価することが望まれる[5]。後者に関しては，実装科学の手法や実用的な研究デザインを用いて評価することが最も効果的だろう。また，オピオイド鎮痛薬の適切な投与経路とその費用対効果に関する研究の実施も望まれる。

　オピオイド鎮痛薬の研究に関しては，北米で起こっているオピオイド危機（opioid crisis）の状況も考慮に入れ，さまざまな診療状況におけるオピオイド鎮痛薬のすべての研究で，不適切使用のリスクを評価するべきである。がん疼痛に関わる医療者にオピオイド不適切使用を未然に防ぐ，より良い道しるべを示すために，疼痛治療の必要性がなくなったがん患者を対象としたエビデンスに基づいたオピオイド中断プロトコルの有効性に関する研究を行うことが望まれる。

　オピオイド鎮痛薬の利用に対する抑制的な規制や法律の影響に関しての国際的な概況分析（適切なオピオイド鎮痛薬へのアクセスに障壁があることによる負の効果，などの）を行うことは有用である。この種の調査には，なぜいくつかの国（例えばヨーロッパ）ではオピオイド鎮痛薬が入手可能にもかかわらず，北米で起きているような規模のオピオイド危機に陥っていないのか，ということに関する分析を含めるとよいだろう。

　カンナビノイドの使用に関する臨床疑問は今回のガイドライン作成においては取り扱わなかったが，近年，非がん慢性疼痛および慢性のがんに関連した痛みに対するカンナビノイドの効果を検討した研究が広く行われており，今後がん疼痛に対するカンナビノイドの効果に関して，さらなる研究と現在あるデータの統合が必要である。

ガイドライン作成者の利益相反

　ガイドライン作成グループ（GDG）および外部評価グループメンバーの所属および利益相反の詳細は「**Annex 4**：ガイドライン作成の背景および作成者の経歴に関する詳細」を参照のこと。GDG メンバーとなった専門家のうち，GDG 会議の運営やガイドライン作成の経過に関与するような利益相反を報告した者はいなかった。

資金源

　世界保健機関（World Health Organization；WHO）のポリシーに従い，本ガイドラインの作成には営利団体からの資金は使用されていない。本ガイドラインの作成には，WHO の自己資金のみが利用された。

文　献

1) Bray F, Ferlay J, Soerjomataram I, Siegel RL, Torre LA, Jema A. Global cancer statistics 2018：GLOBOCAN estimates of incidence and mortality worldwide for 36 cancers in 185 countries. CA Cancer J Clin. 2018；0：1-31.

2) van den Beuken-van Everdingen MH, Hochstenbach LM, Joosten EA, Tjan-Heijnen VC, Janssen DJ. Update on prevalence of pain in patients with cancer：systematic review and meta-analysis. J Pain Symptom Manage. 2016；51：1070-90.

3) International Association for the Study of Pain. IASP Terminology (http://www.iasp-pain.org/Education/Content.aspx?ItemNumber=1698, accessed 9 October 2018).

4) Haun MW, Estel S, Rücker G, Friederich HC, Villalobos M, Thomas M et al. Early palliative care for adults with advanced cancer. Cochrane Database Syst Rev. 2017；(6)：CD011129.

5) Knaul FM, Farmer PE, Krakauer EL, De Lima L, Bhadelia A, Jiang Kwete X et al. Alleviating the access abyss in palliative care and pain relief - an imperative of universal health coverage：the Lancet Commission report. Lancet. 2018；391：1391-454.

6) International Covenant on Economic, Social and Cultural Rights. United Nations General Assembly resolution 2200A (XXI), 16 December 1966 (entry into force 1976). New York (NY)：United Nations；1966.

7) United Nations Single Convention on Narcotic Drugs 1961, as amended by the 1972 protocol. New York (NY)：United Nations；1972 (https://www.unodc.org/pdf/convention_1961_en.pdf, accessed 24 September 2018).

8) Resolution WHA67.19. Strengthening of palliative care as a component of comprehensive care throughout the life course. Sixty-seventh World Health Assembly, 9-14 May 2014. Geneva：World Health Organization；2014 (http://apps.who.int/medicinedocs/en/d/Js21454ar/, accessed 24 September 2018).

9) Seya M-J, Gelders SFAM, Achara OU, Barbara M, Scholten WK. A first comparison between the consumption of and the need for opioid analgesics at country, regional, and global Levels. J Pain Palliat Care Pharmacother. 2011；25：6-18.

10) WHO Package of Essential Noncommunicable (PEN) disease interventions for primary health care in low-resource settings. Geneva：World Health Organization；2010.

11) Sharkey L, Loring B, Cowan M, Riley L, Krakauer EL. National palliative care capacities around the world：results from the World Health Organization Noncommunicable Disease Country Capacity Survey. Palliat Med. 2018；32：106-13.

12) Manchikanti L, Helm S 2nd, Fellows B, Janata JW, Pampati V, Grider JS et al. Opioid epidemic in the United States. Pain Physician. 2012；15：ES9-38.

13) Opioid overdose：understanding the epidemic. Atlanta (GA)：Centers for Disease Control and Prevention；2018 (https://www.cdc.gov/drugoverdose/epidemic/index.html, accessed 24 September 2018).

14) Haffajee RL, Mello MM. Drug companies' liability for the opioid epidemic. N Engl J Med. 2017；377：2301-5.

15) Manchikanti L, Kaye AM, Kaye AD. Current state of opioid therapy and abuse. Curr Pain Headache Rep. 2016；20：34.

16) Häuser W, Petzke F, Radbruch L, Tölle TR. The opioid epidemic and the longterm opioid therapy for chronic noncancer pain revisited：a transatlantic perspective. Pain Management. 2016；6：249-63.

17) Cancer pain relief. Geneva : World Health Organization ; 1986.

18) Cancer pain relief, second edition. With a guide to opioid availability. Geneva : World Health Organization ; 1996.

19) Cancer pain relief and palliative care in children. Geneva : World Health Organization ; 1998.

20) Vargas-Schaffer G. Is the WHO analgesic ladder still valid? Twenty-four years of experience. Canadian family physician/Medecin de famille canadien. 2010 ; 56 : 514-7.

21) Schmidt-Hansen M, Bromham N, Taubert M, Arnold S, Hilgart JS. Buprenorphine for treating cancer pain. Cochrane Database Syst Rev. 2015 ; (3) : CD009596.

22) Skaer TL. Transdermal opioids for cancer pain. Health Qual Life Outcomes. 2006 ; 4 : 24.

23) Gélinas C, Fillion L, Puntillo KA, Viens C, Fortier M. Validation of the criticalcare pain observation tool in adult patients. Am J Crit Care. 2006 ; 15 : 420-7.

24) Rubin G, Berendsen A, Crawford SM, Dommett R, Earle C, Emery J et al. The expanding role of primary care in cancer control. Lancet Oncol. 2015 ; 16 : 1231-72.

25) Mills S, Torrance N, Smith BH. Identification and management of chronic pain in primary care : a review. Curr Psychiatry Rep. 2016 ; 18 : 22.

26) Krakauer EL, Wenk R, Buitrago R, Jenkins P, Scholten W. Opioid inaccessibility and its human consequences : reports from the field. J Pain Palliat Care Pharmacother. 2010 ; 24 : 239-43.

27) Ensuring balance in national policies on controlled substances. Guidance for availability and accessibility of controlled medicines. Geneva : World Health Organization ; 2011.

28) Jacox A, Carr DB, Payne R. New clinical-practice guidelines for the management of pain in patients with cancer. N Engl J Med. 1994 ; 330 : 651-5.

29) Graham GG, Davies MJ, Day RO, Mohamudally A, Scott KF. The modern pharmacology of paracetamol : therapeutic actions, mechanism of action, metabolism, toxicity and recent pharmacological findings. Inflammopharmacology. 2013 ; 21 : 201-32.

30) Cherny NI, Fallon MT, Kaasa S, Portenoy RK, Currow DC, editors. Oxford textbook of palliative medicine. Oxford : Oxford University Press ; 2015.

31) Bandieri E, Romero M, Ripamonti CI, Artioli F, Sichetti D, Fanizza C et al. Randomized trial of low-dose morphine versus weak opioids in moderate cancer pain. J Clin Oncol. 2016 ; 34 : 436-42.

32) Strobel E. [Drug therapy in severe tumor pain. Comparative study of a new combination preparation versus diclofenac-Na]. Fortschr Med. 1992 ; 110 : 411-4.

33) Zecca E, Brunelli C, Bracchi P, Biancofiore G, De Sangro C, Bortolussi R et al. Comparison of the tolerability profile of controlled-release oral morphine and oxycodone for cancer pain treatment. An open-label randomized controlled trial. J Pain Symptom Manage. 2016 ; 52 : 783-94.

34) Riley J, Branford R, Droney J, Gretton S, Sato H, Kennett A et al. Morphine or oxycodone for cancer-related pain? A randomized, open-label, controlled trial. J Pain Symptom Manage. 2015 ; 49 161-72.

35) Corli O, Floriani I, Roberto A, Montanari M, Galli F, Greco MT et al. Are strong opioids equally effective and safe in the treatment of chronic cancer pain? A multicenter randomized phase IV "real life" trial on the variability of response to opioids. Ann Oncol. 2016 ; 27 : 1107-15.

36) Ahmedzai S, Brooks D. Transdermal fentanyl versus sustained-release oral morphine in cancer pain : preference, efficacy, and quality of life. The TTS-Fentanyl Comparative Trial Group. J Pain Symptom Manage. 1997 ; 13 : 254-61.

37) Arkinstall WW, Goughnour BR, White JA, Stewart JH. Control of severe pain with sustained-release morphine tablets v. oral morphine solution. CMAJ. 1989 ; 140 : 653-7.

38) Beaver WT, Wallenstein SL, Houde RW, Rogers A. A clinical comparison of the analgesic effects of methadone and morphine administered intramuscularly, and of orally and parenterally administered methadone. Clin Pharmacol Ther. 1967 ; 8 : 415-26.

39) Broomhead A, Kerr R, Tester W, O'Meara P, Maccarone C, Bowles R et al. Comparison of a once-a-day sustained-release morphine formulation with standard oral morphine treatment for cancer pain. J Pain Symptom Manage. 1997 ; 14 : 63-73.

40) Bruera E, Belzile M, Pituskin E, Fainsinger R, Darke A, Harsanyi Z et al. Randomized, double-blind,

cross-over trial comparing safety and efficacy of oral controlled-release oxycodone with controlled-release morphine in patients with cancer pain. J Clin Oncol. 1998 ; 16 : 3222-9.

41) Chen Y, Zhu W, Liang H, Wu G. The analgesic effect of ibuprofen-codeine sustained release tablets on postoperative and cancer pain. Chinese Journal of Clinical Rehabilitation 2003 ; 7 : 1290-1.

42) Finn JW, Walsh TD, MacDonald N, Bruera E, Krebs LU, Shepard KV. Placebo-blinded study of morphine sulfate sustained-release tablets and immediate-release morphine sulfate solution in outpatients with chronic pain due to advanced cancer. J Clin Oncol. 1993 ; 11 : 967-72.

43) Gabrail NY, Dvergsten C, Ahdieh H. Establishing the dosage equivalency of oxymorphone extended release and oxycodone controlled release in patients with cancer pain : a randomized controlled study. Curr Med Res Opin. 2004 ; 20 : 911-8.

44) Hagen NA, Babul N. Comparative clinical efficacy and safety of a novel controlled-release oxycodone formulation and controlled-release hydromorphone in the treatment of cancer pain. Cancer. 1997 ; 79 : 1428-37.

45) Hanna M, Thipphawong J, The 118 Study Group. A randomized, double-blind comparison of OROS (R) hydromorphone and controlled-release morphine for the control of chronic cancer pain. BMC Palliat Care. 2008 ; 7 : 17.

46) Heiskanen T, Kalso E. Controlled-release oxycodone and morphine in cancer related pain. Pain. 1997 ; 73 : 37-45.

47) Homsi J, Walsh D, Lasheen W, Nelson KA, Rybicki LA, Bast J et al. A comparative study of 2 sustained-release morphine preparations for pain in advanced cancer. Am J Hosp Palliat Care. 2010 ; 27 : 99-105.

48) Kalso E, Vainio A. Morphine and oxycodone hydrochloride in the management of cancer pain. Clin Pharmacol Ther. 1990 ; 47 : 639-46.

49) Klepstad P, Kaasa S, Jystad A, Hval B, Borchgrevink PC. Immediate- or sustained-release morphine for dose finding during start of morphine to cancer patients : a randomized, double-blind trial. Pain. 2003 ; 101 : 193-8.

50) Koch A, Bergman B, Holmberg E, Sederholm C, Ek L, Kosieradzki J et al. Effect of celecoxib on survival in patients with advanced non-small cell lung cancer : a double blind randomised clinical phase III trial (CYCLUS study) by the Swedish Lung Cancer Study Group. Eur J Cancer. 2011 ; 47 : 1546-55.

51) Kress HG, Koch ED, Kosturski H, Steup A, Karcher K, Dogan C et al. Direct conversion from tramadol to tapentadol prolonged release for moderate to severe, chronic malignant tumour-related pain. Eur J Pain. 2016 ; 20 : 1513-8.

52) Marinangeli F, Ciccozzi A, Aloisio L, Colangeli A, Paladini A, Bajocco C et al. Improved cancer pain treatment using combined fentanyl-TTS and tramadol. Pain Pract. 2007 ; 7 : 307-2.

53) Mercadante S, Casuccio A, Agnello A, Serretta R, Calderone L, Barresi L et al. Morphine versus methadone in the pain treatment of advanced-cancer patients followed up at home. J Clin Oncol. 1998 ; 16 : 3656-61.

54) Minotti V, Betti M, Ciccarese G, Fumi G, Tonato M, Del Favero A. A doubleblind study comparing two single-dose regimens of ketorolac with diclofenac in pain due to cancer. Pharmacotherapy. 1998 ; 18 : 504-8.

55) Mucci-LoRusso P, Berman BS, Silberstein PT, Citron ML, Bressler L, Weinstein SM et al. Controlled-release oxycodone compared with controlled-release morphine in the treatment of cancer pain : a randomized, double-blind, parallel-group study. Eur J Pain. 1998 ; 2 : 239-49.

56) Pannuti F, Robustelli della Cuna G, Ventaffrida V, Strocchi E, Camaggi CM, The TD/10 recordati Protocol Study Group. A double-blind evaluation of the analgesic efficacy and toxicity of oral ketorolac and diclofenac in cancer pain. Tumori. 1999 ; 85 : 96-100.

57) Poulain P. A study to evaluate the effectiveness and safety of CG5503 (tapentadol) in the treatment of chronic tumor-related pain compared with placebo and morphine. ClinicalTrials.gov 2010 ; NCT00505414.

58) Rodríguez MJ, Contreras D, Gálvez R, Castro A, Camba MA, Busquets C et al. Double-blind

evaluation of short-term analgesic efficacy of orally administered dexketoprofen trometamol and ketorolac in bone cancer pain. Pain. 2003 ; 104 : 103-10.

59) Ventafridda V, Ripamonti C, Bianchi M, Sbanotto A, De Conno F. A randomized study on oral administration of morphine and methadone in the treatment of cancer pain. J Pain Symptom Manage. 1986 ; 1 : 203-7.

60) Walsh TD, MacDonald N, Bruera E, Shepard KV, Michaud M, Zanes R. A controlled study of sustained-release morphine sulfate tablets in chronic pain from advanced cancer. Am J Clin Oncol. 1992 ; 15 : 268-72.

61) Wilder-Smith CH, Schimke J, Osterwalder B, Senn HJ. Oral tramadol, a muopioid agonist and monoamine reuptake-blocker, and morphine for strong cancerrelated pain. Ann Oncol. 1994 ; 5 : 141-6.

62) Wong JO, Chiu GL, Tsao CJ, Chang CL. Comparison of oral controlled-release morphine with transdermal fentanyl in terminal cancer pain. Acta Anaesthesiol Sin. 1997 ; 35 : 25-32.

63) Dellemijn PL, Verbiest HB, van Vliet JJ, Roos PJ, Vecht CJ. Medical therapy of malignant nerve pain. A randomised double-blind explanatory trial with naproxen versus slow-release morphine. Eur J Cancer. 1994 ; 30a : 1244-50.

64) Moertel CG, Ahmann DL, Taylor WF, Schwartau N. Aspirin and pancreatic cancer pain. Gastroenterology. 1971 ; 60 : 552-3.

65) Staquet M, Gantt C, Machin D. Effect of a nitrogen analog of tetrahydrocannabinol on cancer pain. Clin Pharmacol Ther. 1978 ; 23 : 397-401.

66) Staquet M, Luyckx A, Van Cauwenberge H. A double-blind comparison of alclofenac, pentazocine, and codeine with placebo control in pathologic pain. J Clin Pharmacol New Drugs. 1971 ; 11 : 450-5.

67) Staquet M, Renaud A. Double-blind, randomized trial of piroxicam and codeine in cancer pain. Curr Ther Res. 1993 ; 53 : 435-40.

68) Minotti V, Patoia L, Roila F, Basurto C, Tonato M, Pasqualucci V et al. Doubleblind evaluation of short-term analgesic efficacy of orally administered diclofenac, diclofenac plus codeine, and diclofenac plus imipramine in chronic cancer pain. Pain. 1998 ; 74 : 133-7.

69) Bauer M, Schmid H, Schulz-Wentland R. Gynecologic carcinoma patients with chronic pain. Comparison of sublingual buprenorphine with tilidine plus naloxone. Therapiewoche. 1985 ; 35 : 3943-7.

70) Poulain P, Denier W, Douma J, Hoerauf K, Samija M, Sopata M et al. Efficacy and safety of transdermal buprenorphine : a randomized, placebo-controlled trial in 289 patients with severe cancer pain. J Pain Symptom Manage. 2008 ; 36 : 117-25.

71) Ferrer-Brechner T, Ganz P. Combination therapy with ibuprofen and methadone for chronic cancer pain. Am J Med. 1984 ; 77 : 78-83.

72) Sittl R, Griessinger N, Likar R. Analgesic efficacy and tolerability of transdermal buprenorphine in patients with inadequately controlled chronic pain related to cancer and other disorders : a multicenter, randomized, double-blind, placebo-controlled trial. Clin Ther. 2003 ; 25 : 150-68.

73) Rodriguez M, Barutell C, Rull M, Gálvez R, Pallarés J, Vidal F et al. Efficacy and tolerance of oral dipyrone versus oral morphine for cancer pain. Eur J Cancer. 1994 ; 30a : 584-7.

74) Xiao Y, Liu J, Huang XE, Ca LH, Ma YM, Wei W et al. Clinical study on fluvoxamine combined with oxycodone prolonged-release tablets in treating patients with moderate to severe cancer pain. Asian Pac J Cancer Prev. 2014 ; 15 : 10445-9.

75) Rodriguez R, Bravo LE, Castro F, Montoya O, Castillo JM, Castillo MP et al. Incidence of weak opioids adverse events in the management of cancer pain : a doubleblind comparative trial. J Palliat Med. 2007 ; 10 : 56-60.

76) Kress HG, Koch ED, Kosturski H, Steup A, Karcher K, Lange B et al. Tapentadol prolonged release for managing moderate to severe, chronic malignant tumor-related pain. Pain Physician. 2014 ; 17 : 329-43.

77) Portenoy RKH, Hagen NA. Breakthrough pain : definition, prevalence and characteristics. Pain.

1990 ; 41 : 273-81.

78) Mercadante S, Bruera E. Opioid switching : a systematic and critical review. Cancer Treat Rev. 2006 ; 32 : 304-15.

79) Caraceni A, Hanks G, Kaasa S, Bennett MI, Brunelli C, Cherny N et al. Use of opioid analgesics in the treatment of cancer pain : evidence-based recommendations from the EAPC. Lancet Oncol. 2012 ; 13 : e58-68.

80) Knudsen J, Mortensen SM, Eikard B, Henriksen H. ［Morphine depot tablets compared with conventional morphine tablets in the treatment of cancer pain］. Ugeskr Laeger. 1985 ; 147 : 780-4.

81) Thirlwell MP, Sloan PA, Maroun JA, Boos GJ, Besner JG, Stewart JH et al. Pharmacokinetics and clinical efficacy of oral morphine solution and controlled-release morphine tablets in cancer patients. Cancer. 1989 ; 63 : 2275-83.

82) Cundiff D, McCarthy K, Savarese JJ, Kaiko R, Thomas G, Grandy R et al. Evaluation of a cancer pain model for the testing of long-acting analgesics. The effect of MS Contin in a double-blind, randomized crossover design. Cancer. 1989 ; 63 : 2355-9.

83) Ventafridda V, Saita L, Barletta L, Sbanotto A, De Conno F. Clinical observations on controlled-release morphine in cancer pain. J Pain Symptom Manage. 1989 ; 4 : 124-9.

84) Hanks GW, Twycross RG, Bliss JM. Controlled release morphine tablets : a double-blind trial in patients with advanced cancer. Anaesthesia. 1987 ; 42 : 840-4.

85) Gourlay GK, Cherry DA, Onley MM, Tordoff SG, Conn DA, Hood GM et al. Pharmacokinetics and pharmacodynamics of twenty-four-hourly Kapanol compared to twelve-hourly MS Contin in the treatment of severe cancer pain. Pain. 1997 ; 69 : 295-302.

86) Gillette J, Ferme C, Moisy N, Mignot L, Schach R, Vignaux J-R et al. Double-blind crossover clinical and pharmacokinetic comparison of oral morphine syrup and sustained release morphine sulfate capsules in patients with cancer-related pain. Clin Drug Investig. 1997 ; 14 : 22-7.

87) Walsh T. Clinical evaluation of slow release morphine tablets. Adv Pain Res Ther. 1985 ; 9 : 727-31.

88) Moulin DE, Kreeft JH, Murray-Parsons N, Bouquillon AI. Comparison of continuous subcutaneous and intravenous hydromorphone infusions for management of cancer pain. Lancet. 1991 ; 337 : 465-8.

89) Gowing L, Ali R, White JM, Mbewe D. Buprenorphine for managing opioid withdrawal. Cochrane Database Syst Rev. 2017 ; (2) : CD002025.

90) Amato L, Davoli M, Minozzi S, Ferroni E, Ali R, Ferri M. Methadone at tapered doses for the management of opioid withdrawal. Cochrane Database Syst Rev. 2013 ; (2) : CD003409.

91) Bruera E, Watanabe S. Corticosteroids as adjuvant analgesics. J Pain Symptom Manage. 1994 ; 9 : 442-5.

92) Bruera E, Roca E, Cedaro L, Carraro S, Chacon R. Action of oral methylprednisolone in terminal cancer patients : a prospective randomized double-blind study. Cancer Treat Rep. 1985 ; 69 : 751-4.

93) Popiela T, Lucchi R, Giongo F. Methylprednisolone as palliative therapy for female terminal cancer patients. The Methylprednisolone Female Preterminal Cancer Study Group. Eur J Cancer Clin Oncol. 1989 ; 25 : 1823-9.

94) Twycross RG, Guppy D. Prednisolone in terminal breast and bronchogenic cancer. Practitioner. 1985 ; 229 : 57-9.

95) Della Cuna GR, Pellegrini A, Piazzi M. Effect of methylprednisolone sodium succinate on quality of life in preterminal cancer patients : a placebo-controlled, multicenter study. The Methylprednisolone Preterminal Cancer Study Group. Eur J Cancer Clin Oncol. 1989 ; 25 : 1817-21.

96) Bruera E, Moyano JR, Sala R, Rico MA, Bosnjak S, Bertolino M et al. Dexamethasone in addition to metoclopramide for chronic nausea in patients with advanced cancer : a randomized controlled trial. J Pain Symptom Manage. 2004 ; 28 : 381-8.

97) Yennurajalingam S, Frisbee-Hume S, Palmer JL, Delgado-Guay MO, Bull J, Phan AT et al.

Reduction of cancer-related fatigue with dexamethasone : a double-blind, randomized, placebo-controlled trial in patients with advanced cancer. J Clin Oncol. 2013 ; 31 : 3076-82.

98) Paulsen O, Klepstad P, Rosland JH, Aass N, Albert E, Fayers P et al. Efficacy of methylprednisolone on pain, fatigue, and appetite loss in patients with advanced cancer using opioids : a randomized, placebo-controlled, double-blind trial. J Clin Oncol. 2014 ; 32 : 3221-8.

99) Mishra S, Bhatnagar S, Goyal GN, Rana SP, Upadhya SP. A comparative efficacy of amitriptyline, gabapentin, and pregabalin in neuropathic cancer pain : a prospective randomized double-blind placebo-controlled study. Am J Hosp Palliat Care. 2012 ; 29 : 177-82.

100) Fallon MT. Neuropathic pain in cancer. Br J Anaesth. 2013 ; 111 : 105-11.

101) Vedula SS, Bero L, Scherer RW, Dickersin K. Outcome reporting in industrysponsored trials of gabapentin for off-label use. N Engl J Med. 2009 ; 361 : 1963-71.

102) Vedula SS, Goldman PS, Rona IJ, Greene TM, Dickersin K. Implementation of a publication strategy in the context of reporting biases. A case study based on new documents from Neurontin litigation. Trials. 2012 ; 13 : 136.

103) Vedula SS, Li T, Dickersin K. Differences in reporting of analyses in internal company documents versus published trial reports : comparisons in industry-sponsored trials in off-label uses of gabapentin. PLoS Med. 2013 ; 10 : e1001378.

104) Dickersin K. Reporting and other biases in studies of Neurontin for migraine, psychiatric/bipolar disorders, nociceptive pain, and neuropathic pain. 2008 Online（https://www.industrydocumentslibrary.ucsf.edu/drug/docs/#id=njhw0217, accessed 26 September 2018）.

105) Ripamonti CI, Santini D, Maranzano E, Berti M, Roila F. Management of cancer pain : ESMO Clinical Practice Guidelines. Ann Oncol. 2012 ; 23（Suppl. 7）: vii139-54.

106) Wong R, Wiffen PJ. Bisphosphonates for the relief of pain secondary to bone metastases. Cochrane Database Syst Rev. 2002 ;（2）: CD002068.

107) Hoskin P, Sundar S, Reczko K, Forsyth S, Mithal N, Sizer B et al. A multicenter randomized trial of Ibandronate compared with single-dose radiotherapy for localized metastatic bone pain in prostate cancer. J Natl Cancer Inst. 2015 ; 107（10）: djv197.

108) Body JJ, Diel IJ, Lichinitser MR, Kreuser ED, Dornoff W, Gorbunova VA et al. Intravenous ibandronate reduces the incidence of skeletal complications in patients with breast cancer and bone metastases. Ann Oncol. 2003 ; 14 : 1399-405.

109) Body JJ, Diel IJ, Lichinitzer M, Lazarev A, Pecherstorfer M, Bell R et al. Oral ibandronate reduces the risk of skeletal complications in breast cancer patients with metastatic bone disease : results from two randomised, placebo-controlled phase III studies. Br J Cancer. 2004 ; 90 : 1133-7.

110) Broom RJ, Hinder V, Sharples K, Proctor J, Duffey S, Pollard S et al. Everolimus and zoledronic acid in patients with renal cell carcinoma with bone metastases : a randomized first-line phase II trial. Clin Genitourin Cancer. 2015 ; 13 : 50-8.

111) Dearnaley DP, Sydes MR, Mason MD, Stott M, Powell CS, Robinson AC et al. A double-blind, placebo-controlled, randomized trial of oral sodium clodronate for metastatic prostate cancer（MRC PR05 Trial）. J Natl Cancer Inst. 2003 ; 95 : 1300-11.

112) Diel I, Body JJ, Lichinitser MR, Kreuser ED, Dornoff W, Gorbunova VA et al. Improved quality of life after long-term treatment with the bisphosphonate ibandronate in patients with metastatic bone disease due to breast cancer. Eur J Cancer. 2004 ; 40 : 1704-12.

113) Elomaa I, Kylmala T, Tammela T, Viitanen J, Ottelin J, Ruutu M et al. Effect of oral clodronate on bone pain. A controlled study in patients with metastatic prostatic cancer. Int Urol Nephrol. 1992 ; 24 : 159-66.

114) Ernst DS, Brasher P, Hagen N, Paterson AH, MacDonald RN, Bruera E. A randomized, controlled trial of intravenous clodronate in patients with metastatic bone disease and pain. J Pain Symptom Manage. 1997 ; 13 : 319-26.

115) Ernst DS, MacDonald N, Paterson AHG, Jensen J, Brasher P, Bruera E. A double-blind, crossover trial of intravenous clodronate in metastatic bone pain. J Pain Symptom Manage. 1992 ; 7 : 4-11.

116) Ernst DS, Tannock IF, Winquist EW, Venner PM, Reyno L, Moore MJ et al. Randomized, double-

blind, controlled trial of mitoxantrone/prednisone and clodronate versus mitoxantrone/prednisone and placebo in patients with hormone-refractory prostate cancer and pain. J Clin Oncol. 2003 ; 21 : 3335-42.

117) Heras P, Kritikos K, Hatzopoulos A, Georgopoulou AP. Efficacy of ibandronate for the treatment of skeletal events in patients with metastatic breast cancer. Eur J Cancer Care. 2009 ; 18 : 653-6.

118) Hortobagyi GN, Theriault RL, Porter L, Blayney D, Lipton A, Sinoff C et al. Efficacy of pamidronate in reducing skeletal complications in patients with breast cancer and lytic bone metastases. Protocol 19 Aredia Breast Cancer Study Group. N Engl J Med. 1996 ; 335 : 1785-91.

119) James N, Pirrie S, Pope A, Barton D, Andronis L, Goranitis I et al. TRAPEZE : a randomised controlled trial of the clinical effectiveness and cost-effectiveness of chemotherapy with zoledronic acid, strontium-89, or both, in men with bony metastatic castration-refractory prostate cancer. Health Technol Assess. 2016 ; 20 : 1-288.

120) Kanis JA, Powles T, Paterson AH, McCloskey EV, Ashley S. Clodronate decreases the frequency of skeletal metastases in women with breast cancer. Bone. 1996 ; 19 : 663-7.

121) Kohno N, Aogi K, Minami H, Nakamura S, Asaga T, Iino Y et al. Zoledronic acid significantly reduces skeletal complications compared with placebo in Japanese women with bone metastases from breast cancer : a randomized, placebo-controlled trial. J Clin Oncol. 2005 ; 23 : 3314-21.

122) Kristensen B, Ejlertsen B, Groenvold M, Hein S, Loft H, Mouridsen HT. Oral clodronate in breast cancer patients with bone metastases : a randomized study. J Intern Med. 1999 ; 246 : 67-74.

123) Kylmala T, Tammela T, Risteli L, Risteli J, Taube T, Elomaa I. Evaluation of the effect of oral clodronate on skeletal metastases with type 1 collagen metabolites. A controlled trial of the Finnish Prostate Cancer Group. Eur J Cancer. 1993 ; 29A : 821-5.

124) Lipton A, Theriault RL, Hortobagyi GN, Simeone J, Knight RD, Mellars K et al. Pamidronate prevents skeletal complications and is effective palliative treatment in women with breast carcinoma and osteolytic bone metastases : long term follow-up of two randomized, placebo-controlled trials. Cancer. 2000 ; 88 : 1082-90.

125) Martoni A, Guaraldi M, Camera P, Biagi R, Marri S, Beghe F et al. Controlled clinical study on the use of dichloromethylene diphosphonate in patients with breast carcinoma metastasizing to the skeleton. Oncology. 1991 ; 48 : 97-101.

126) Meulenbeld H, van Werkhoven ED, Coenen JL, Creemers GJ, Loosveld OJ, de Jong PC et al. Randomised phase II/III study of docetaxel with or without risedronate in patients with metastatic Castration Resistant Prostate Cancer (CRPC), the Netherlands Prostate Study (NePro). Eur J Cancer. 2012 ; 48 : 2993-3000.

127) Murakami H, Yamanaka T, Seto T, Sugio K, Okamoto I, Sawa T et al. Phase II study of zoledronic acid combined with docetaxel for non-small-cell lung cancer : West Japan Oncology Group. Cancer Sci. 2014 ; 105 : 989-95.

128) O'Rourke N, McCloskey E, Houghton F, Huss H, Kanis JA. Double-blind, placebo-controlled, dose-response trial of oral clodronate in patients with bone metastases. J Clin Oncol. 1995 ; 13 : 929-34.

129) Pan Y, Jin H, Chen W, Yu Z, Ye T, Zheng Y et al. Docetaxel with or without zoledronic acid for castration-resistant prostate cancer. Int Urol Nephrol. 2014 ; 46 : 2319-26.

130) Paterson AH, Powles TJ, Kanis JA, McCloskey E, Hanson J, Ashley S. Doubleblind controlled trial of oral clodronate in patients with bone metastases from breast cancer. J Clin Oncol. 1993 ; 11 : 59-65.

131) Piga A, Bracci R, Ferretti B, Sandri P, Nortilli R, Acito L et al. A double blind randomized study of oral clodronate in the treatment of bone metastases from tumors poorly responsive to chemotherapy. J Exp Clin Cancer Res. 1998 ; 17 : 213-7.

132) Robertson AG, Reed NS, Ralston SH. Effect of oral clodronate on metastatic bone pain : a double-blind, placebo-controlled study. J Clin Oncol. 1995 ; 13 : 2427-30.

133) Rosen LS, Gordon D, Tchekmedyian S, Yanagihara R, Hirsh V, Krzakowski M et al. Zoledronic acid versus placebo in the treatment of skeletal metastases in patients with lung cancer and other solid tumors : a phase III, double-blind, randomized trial--the Zoledronic Acid Lung Cancer and Other

Solid Tumors Study Group. J Clin Oncol. 2003；21：3150-7.

134）Siris ES, Hyman GA, Canfield RE. Effects of dichloromethylene diphosphonate in women with breast carcinoma metastatic to the skeleton. Am J Med. 1983；74：401-6.

135）Small EJ, Smith MR, Seaman JJ, Petrone S, Kowalski MO. Combined analysis of two multicenter, randomized, placebo-controlled studies of pamidronate disodium for the palliation of bone pain in men with metastatic prostate cancer. J Clin Oncol. 2003；21：4277-84.

136）Smith JA. Palliation of painful bone metastases from prostate cancer using sodium etidronate： results of a randomized, prospective, double-blind, placebo-controlled study. J Urol. 1989；141：85-7.

137）Smith MR, Halabi S, Ryan CJ, Hussain A, Vogelzang N, Stadler W et al. Randomized controlled trial of early zoledronic acid in men with castration-sensitive prostate cancer and bone metastases：results of CALGB 90202（alliance）. J Clin Oncol. 2014；32：1143-50.

138）Theriault RL, Lipton A, Hortobagyi GN, Leff R, Glück S, Stewart JF et al. Pamidronate reduces skeletal morbidity in women with advanced breast cancer and lytic bone lesions：a randomized, placebo-controlled trial. Protocol 18 Aredia Breast Cancer Study Group. J Clin Oncol. 1999；17：846-54.

139）Tripathy D, Lichinitzer M, Lazarev A, MacLachlan SA, Apffelstaedt J, Budde M et al. Oral ibandronate for the treatment of metastatic bone disease in breast cancer：efficacy and safety results from a randomized, double-blind, placebo-controlled trial. Ann Oncol. 2004；15：743-50.

140）Tubiana-Hulin M, Beuzeboc P, Mauriac L, Barbet N, Frenay M, Monnier A et al. ［Double-blinded controlled study comparing clodronate versus placebo in patients with breast cancer bone metastases］. Bull Cancer. 2001；88：701-7.

141）Ueno S, Mizokami A, Fukagai T, Fujimoto N, Oh-Oka H, Kondo Y et al. Efficacy of combined androgen blockade with zoledronic acid treatment in prostate cancer with bone metastasis：the ZABTON-PC（zoledronic acid/androgen blockade trial on prostate cancer）study. Anticancer Res. 2013；33：3837-44.

142）van Holten-Verzantvoort AT, Bijvoet OLM, Hermans J, Harinck HIJ, Elte JWF, Beex LVAM et al. Reduced morbidity from skeletal metastases in breast cancer patients during long-term bisphosphonate（APD）treatment. Lancet. 1987；330：983-5.

143）van Holten-Verzantvoort AT, Kroon HM, Bijvoet OL, Cleton FJ, Beex LV, Blijham G et al. Palliative pamidronate treatment in patients with bone metastases from breast cancer. J Clin Oncol. 1993；11：491-8.

144）Vinholes J, Purohit O, Abbey M, Eastell R, Coleman R. Relationships between biochemical and symptomatic response in a double-blind randomised trial of pamidronate for metastatic bone disease. Ann Oncol. 1997；8：1243-50.

145）Wang Y, Tao H, Yu X, Wang Z, Wang M. Clinical significance of zoledronic acid and strontium-89 in patients with asymptomatic bone metastases from non-small-cell lung cancer. Clin Lung Cancer. 2013；14：254-60.

146）Zaghloul MS, Boutrus R, El-Hossieny H, Kader YA, El-Attar I, Nazmy M. A prospective, randomized, placebo-controlled trial of zoledronic acid in bony metastatic bladder cancer. Int J Clin Oncol. 2010；15：382-9.

147）Zarogoulidis K, Boutsikou E, Zarogoulidis P, Eleftheriadou E, Kontakiotis T, Lithoxopoulou H et al. The impact of zoledronic acid therapy in survival of lung cancer patients with bone metastasis. Int J Cancer. 2009；125：1705-9.

148）Rosen L, Gordon DH, Dugan W Jr, Major P, Eisenberg PD, Provencher L et al. Zoledronic acid is superior to pamidronate for the treatment of bone metastases in breast carcinoma patients with at least one osteolytic lesion. Cancer. 2004；100：36-43.

149）Body J, Lichinitser M, Tjulandin S, Garnero P, Bergstrom B. Oral ibandronate is as active as intravenous zoledronic acid for reducing bone turnover markers in women with breast cancer and bone metastases. Ann Oncol. 2007；18：1165-71.

150）Francini F, Pascucci A, Bargagli G, Francini E, Conca R, Miano ST et al. Effects of intravenous zoledronic acid and oral ibandronate on early changes in markers of bone turnover in patients with bone metastases from non-small cell lung cancer. Int J Clin Oncol. 2011 ; 16 : 264-9.

151) Choudhury KB, Mallik C, Sharma S, Choudhury DB, Maiti S, Roy C. A randomized controlled trial to compare the efficacy of bisphosphonates in the management of painful bone metastasis. Indian J Palliat Care. 2011 ; 17 : 210-8.

152) Wang F, Chen W, Chen H, Mo L, Jin H, Yu Z et al. Comparison between zoledronic acid and clodronate in the treatment of prostate cancer patients with bone metastases. Med Oncol. 2013 ; 30 : 657.

153) Barrett-Lee P, Casbard A, Abraham J, Hood K, Coleman R, Simmonds P et al. Oral ibandronic acid versus intravenous zoledronic acid in treatment of bone metastases from breast cancer : a randomised, open label, non-inferiority phase 3 trial. Lancet Oncol. 2014 ; 15 : 114-22.

154) von Au A, Milloth E, Diel I, Stefanovic S, Hennigs A, Wallwiener M et al. Intravenous pamidronate versus oral and intravenous clodronate in bone metastatic breast cancer : a randomized, open-label, non-inferiority Phase III trial. Onco Targets Ther. 2016 ; 9 : 4173-80.

155) Toussaint ND, Elder GJ, Kerr PG. Bisphosphonates in chronic kidney disease ; balancing potential benefits and adverse effects on bone and soft tissue. Clin J Am Soc Nephrol. 2009 ; 4 : 221-33.

156) Botteman M, Barghout V, Stephens J, Hay J, Brandman J, Aapro M et al. Cost effectiveness of bisphosphonates in the management of breast cancer patients with bone metastases. Ann Oncol. 2006 ; 17 : 1072-82.

157) Fleurence RL, Iglesias CP, Johnson JM. The cost effectiveness of bisphosphonates for the prevention and treatment of osteoporosis : a structured review of the literature. Pharmacoeconomics. 2007 ; 25 : 913-33.

158) Lippuner K, Pollock RF, Smith-Palmer J, Meury T, Valentine WJ. A review of the cost effectiveness of bisphosphonates in the treatment of post-menopausal osteoporosis in Switzerland. Appl Health Econ Health Policy. 2011 ; 9 : 403-17.

159) Sopata M, Katz N, Carey W, Smith MD, Keller D, Verburg KM et al. Efficacy and safety of tanezumab in the treatment of pain from bone metastases. Pain. 2015 ; 156 : 1703-13.

160) Body JJ, Facon T, Coleman RE, Lipton A, Geurs F, Fan M et al. A study of the biological receptor activator of nuclear factor-kappaB ligand inhibitor, denosumab, in patients with multiple myeloma or bone metastases from breast cancer. Clin Cancer Res. 2006 ; 12 : 1221-8.

161) Lipton A, Steger GG, Figueroa J, Alvarado C, Solal-Celigny P, Body JJ et al. Extended efficacy and safety of denosumab in breast cancer patients with bone metastases not receiving prior bisphosphonate therapy. Clin Cancer Res. 2008 ; 4 : 6690-6.

162) Fizazi K, Lipton A, Mariette X, Body JJ, Rahim Y, Gralow JR et al. Randomized phase II trial of denosumab in patients with bone metastases from prostate cancer, breast cancer, or other neoplasms after intravenous bisphosphonates. J Clin Oncol. 2009 ; 27 : 1564-71.

163) Stopeck AT, Lipton A, Body JJ, Steger GG, Tonkin K, de Boer RH et al. Denosumab compared with zoledronic acid for the treatment of bone metastases in patients with advanced breast cancer : a randomized, double-blind study. J Clin Oncol. 2010 ; 28 : 5132-9.

164) Henry DH, Costa L, Goldwasser F, Hirsh V, Hungria V, Prausova J et al. Randomized, double-blind study of denosumab versus zoledronic acid in the treatment of bone metastases in patients with advanced cancer (excluding breast and prostate cancer) or multiple myeloma. J Clin Oncol. 2011 ; 29 : 1125-32.

165) Fizazi K, Carducci M, Smith M, Damião R, Brown J, Karsh L et al. Denosumab versus zoledronic acid for treatment of bone metastases in men with castration-resistant prostate cancer : a randomised, double-blind study. Lancet. 2011 ; 377 : 813-22.

166) Martin M, Bell R, Bourgeois H, Brufsky A, Diel I, Eniu A et al. Bone-related complications and quality of life in advanced breast cancer : results from a randomized phase III trial of denosumab versus zoledronic acid. Clin Cancer Res. 2012 ; 18 : 4841-9.

167) Cleeland CS, Body JJ, Stopeck A, von Moos R, Fallowfield L, Mathias SD et al. Pain outcomes in patients with advanced breast cancer and bone metastases : results from a randomized, double-

blind study of denosumab and zoledronic acid. Cancer. 2013；119：832-8.

168）Lipton A, Fizazi K, Stopeck AT, Henry DH, Brown JE, Yardley DA et al. Superiority of denosumab to zoledronic acid for prevention of skeletal-related events：a combined analysis of 3 pivotal, randomised, phase 3 trials. Eur J Cancer. 2012；48：3082-92.

169）De Felice F, Piccioli A, Musio D, Tombolini V. The role of radiation therapy in bone metastases management. Oncotarget. 2017；8：25691-9.

170）Altundağ MB, Üçer AR, Çalikoğlu T, Güran Z. Single（500 cGy, 800 cGy）and multifraction（300×10 cGy）radiotherapy schedules in the treatment of painful bone metastases. THOD Turk Hematol.-Onkol. Derg. 2002；12：16-21.

171）Amouzegar-Hashemi F, Behrouzi H, Kazemian A, Zarpak B, Haddad P. Single versus multiple fractions of palliative radiotherapy for bone metastases：a randomized clinical trial in Iranian patients. Curr Oncol. 2008；15：151.

172）Anter AH. Single fraction versus multiple fraction radiotherapy for treatment of painful bone metastases：a prospective study；Mansoura experience. Forum of Clinical Oncology. 2015；6：8-13.

173）Badzio A, Senkus-Konefka E, Jereczek-Fossa BA, Adamska K, Fajndt S, Tesmer-Laskowska I et al. 20 Gy in five fractions versus 8 Gy in one fraction in palliative radiotherapy of bone metastases. A multicenter randomized study. Nowotwory. 2003；53：261-4.

174）Bone Pain Trial Working. 8 Gy single fraction radiotherapy for the treatment of metastatic skeletal pain：randomised comparison with a multifraction schedule over 12 months of patient follow-up. Radiother Oncol. 1999；52：111-21.

175）Chow E, van der Linden YM, Roos D, Hartsell WF, Hoskin P, Wu JS et al. Single versus multiple fractions of repeat radiation for painful bone metastases：a randomised, controlled, non-inferiority trial. Lancet Oncol. 2013；15：164-71.

176）Foro Arnalot P, Fontanals AV, Galcerán JC, Lynd F, Latiesas XS, de Dios NR et al. Randomized clinical trial with two palliative radiotherapy regimens in painful bone metastases：30 Gy in 10 fractions compared with 8 Gy in single fraction. Radiother Oncol. 2008；89：150-5.

177）Gaze MN, Kelly CG, Kerr GR, Cull A, Cowie VJ, Gregor A et al. Pain relief and quality of life following radiotherapy for bone metastases：a randomised trial of two fractionation schedules. Radiother Oncol. 1997；45：109-16.

178）Gutierrez Bayard L, Salas Buzon M del C, Angulo Pain E, de Ingunza Baron L. Radiation therapy for the management of painful bone metastases：results from a randomized trial. Rep Pract Oncol Radiother. 2014；19：405-11.

179）Hamouda WE, Roshdy W, Teema M. Single versus conventional fractionated radiotherapy in the palliation of painful bone metastases. Gulf J Oncolog. 2007；1：35-41.

180）Hartsell WF, Scott CB, Bruner DW, Scarantino CW, Ivker RA, Roach M 3rd et al. Randomized trial of short- versus long-course radiotherapy for palliation of painful bone metastases. J Natl Cancer Inst. 2005；97：798-804.

181）Kagei K, Suzuki K, Shirato H, Nambu T, Yoshikawa H, Irie G.［A randomized trial of single and multifraction radiation therapy for bone metastasis：a preliminary report］. Gan No Rinsho Japan Journal of Cancer Clinics. 1990；36：2553-8.

182）Koswig S, Budach V. Remineralisation und Schmerzlinderung von Knochenmetastasen nach unterschiedlich fraktionierter Strahlentherapie（10mal 3 Gy vs. 1mal 8 Gy）. Eine prospektive Studie. Strahlentherapie und Onkologie. 1999；175：500-8.

183）Nielsen OS, Bentzen SM, Sandberg E, Gadeberg CC, Timothy AR. Randomized trial of single dose versus fractionated palliative radiotherapy of bone metastases. Radiother Oncol. 1998；47：233-40.

184）Price P, Hoskin PJ, Easton D, Austin D, Palmer SG, Yarnold JR. Prospective randomised trial of single and multifraction radiotherapy schedules in the treatment of painful bony metastases. Radiother Oncol. 1986；6：247-55.

185）Roos DE, Turner SL, O'Brien PC, Smith JG, Spry NA, Burmeister BH et al. Randomized trial of 8 Gy in 1 versus 20 Gy in 5 fractions of radiotherapy for neuropathic pain due to bone metastases

(Trans-Tasman Radiation Oncology Group, TROG 96.05). Radiother Oncol. 2005 ; 75 : 54-63.

186) Sarkar SK, Sarkar S, Pahari B, Majumdar D. Multiple and single fraction palliative radiotherapy in bone secondaries – a prospective study. Indian J Radiol Imaging. 2002 ; 12 : 281-4.

187) van der Linden YM, Lok JJ, Steenland E, Martijn H, van Houwelingen H, Marijnen CA et al. Single fraction radiotherapy is efficacious : a further analysis of the Dutch Bone Metastasis Study controlling for the influence of retreatment. Int J Radiat Oncol Biol Phys. 2004 ; 59 : 528-37.

188) Cole DJ. A randomized trial of a single treatment versus conventional fractionation in the palliative radiotherapy of painful bone metastases. Clin Oncol.(R Coll Radiol). 1989 ; 1 : 59-62.

189) Foro P, Algara M, Reig A, Lacruz M, Valls A. Randomized prospective trial comparing three schedules of palliative radiotherapy. Preliminary results. Oncologia(Spain). 1998 ; 21 : 55-60.

190) Meeuse JJ, van der Linden YM, van Tienhoven G, Gans RO, Leer JW, Reyners AK et al. Efficacy of radiotherapy for painful bone metastases during the last 12 weeks of life : results from the Dutch Bone Metastasis Study. Cancer. 2010 ; 116 : 2716-25.

191) Özsaran Z, Yalman D, Anacak Y, Esassolak M, Haydaroğlu A. Palliative radiotherapy in bone metastases : results of a randomized trial comparing three fractionation schedules. Strahlentherapie und Onkologie(German). 2001 ; 6 : 43-8.

192) Safwat E, El-Nahas T, Metwally H, Abdelmotgally R, Kassem N. Palliative fractionated radiotherapy for bone metastases clinical and biological assessment of single versus multiple fractions. J Egypt Natl Canc Inst. 2007 ; 19 : 21-7.

193) Steenland E, Leer JW, van Houwelingen H, Post WJ, van den Hout WB, Kievit J et al. The effect of a single fraction compared to multiple fractions on painful bone metastases : a global analysis of the Dutch Bone Metastasis Study. Radiother Oncol. 1999 ; 52 : 101-9.

194) Yoon F, Morton GC. Single fraction radiotherapy versus multiple fraction radiotherapy for bone metastases in prostate cancer patients : comparative effectiveness. Cancer Manag Res. 2014 ; 6 : 451-7.

195) Storto G, Gallicchio R, Pellegrino T, Nardelli A, De Luca S, Capacchione D et al. Impact of(1)(8) F-fluoride PET-CT on implementing early treatment of painful bone metastases with Sm-153 EDTMP. Nucl Med Biol. 2013 ; 40 : 518-23.

196) Parker C, Nilsson S, Heinrich D, Helle SI, O'Sullivan JM, Fosså SD et al. Alpha emitter radium-223 and survival in metastatic prostate cancer. N Engl J Med. 2013 ; 369 : 213-23.

197) Moher D, Hopewell S, Schulz KF, Montori V, Gotzsche PC, Devereaux PJ et al. CONSORT 2010 Explanation and Elaboration : Updated guidelines for reporting parallel group randomised trials. J Clin Epidemiol. 2010 ; 63 : e1-37.

ANNEXES

痛みの評価

最適な鎮痛薬を選択することは，医療における最も基本的な作業の一つであり，その原因，重症度，生活への影響など，患者の痛みの評価に依存している。しかし，痛みは「感覚体験および情動体験」であり，組織損傷と関連している場合もあれば，そうでない場合もあるため，痛みの評価は必ずしも容易ではない[1]。単一の評価方法が普遍的に使用できるわけではない。その評価は，基礎疾患，血行動態の安定性，痛みが起こる状況，過去と現在の治療への反応などを総合的に判断して行われなければならない。また，患者の年齢，文化，宗教，精神衛生，家族や社会的状況などの心理社会的要因も考慮しなければならない。このような複雑さを考慮すれば，世界的に認められた痛みの測定ツールがないのは当然のことである。しかしながら，疼痛評価ツールは痛みのある患者を評価するうえで重要な役割を果たすことができる。痛みのある患者を評価するためのエビデンスに基づいた評価ツールをいくつか例示する。

注：これらの評価尺度はあくまで例として示すものであり，推奨として解釈すべきではない。

がん疼痛マネジメントラダーは，指導ツールとして，また痛みの重症度に基づく疼痛マネジメントの一般的な手引きとして有用である（図 A 1.1）。しかし，個々の患者の痛みの注意深い評価に基づく個別化された治療計画に取って代わることはできない。鎮痛ラダーの概念は，疼痛評価の必要性と，痛みの重症度評価に基づく適切な疼痛マネジメントの必要性を簡潔に説明するものである[2]。

1. BRIEF PAIN INVENTORY (BPI)

成人および青年の疼痛尺度で痛みを評価するために最も一般的に使用されているツールの一つは，Brief Pain Inventory すなわち BPI[3] である。BPI（図 A 1.2）は，痛みの場所や痛みに対する治療を簡潔に把握し，痛みの強さや日常生活に対する影響も評価する。この質問票は，多くの言語で，がんと非がんの両方の痛みについてその妥当性が確認されている。

2. CRITICAL-CARE PAIN OBSERVATION TOOL (CPOT)

Critical-Care Pain Observation Tool（CPOT，図 A 1.3）は，重症患者や口頭でのコミュニケーションが困難な患者の痛みに対してエビデンスに基づいた評価ができるようにするために開発された[4]。

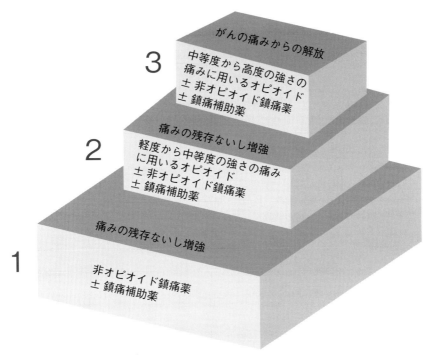

3

がんの痛みからの解放
中等度から高度の強さの
痛みに用いるオピオイド
± 非オピオイド鎮痛薬
± 鎮痛補助薬

2

痛みの残存ないし増強
軽度から中等度の強さの痛み
に用いるオピオイド
± 非オピオイド
± 鎮痛補助薬

1

痛みの残存ないし増強
非オピオイド鎮痛薬
± 鎮痛補助薬

図 A 1.1. 3 段階鎮痛ラダー

3. PAIN ASSESSMENT IN ADVANCED DEMENTIA tool (PAINAD)

　Pain Assessment IN Advanced Dementia tool（PAINAD，図 A 1.4）は，高度の認知症患者の疼痛を評価するために開発されたいくつかのツールのひとつである[5,6]。その他には，Doloplus-2[7]や Pain Assessment Checklist for Seniors with Limited Ability to Communicate-II（PACSLAC-II）[8]などがある。

4. INTEGRATED PALLIATIVE CARE OUTCOME SCALE (IPOS)

　Integrated Palliative care Outcome Scale（IPOS，図 A 1.5）[9]などの一般的な緩和ケア評価ツールには，疼痛評価尺度が含まれている。同様の評価ツールとしてその他には，Memorial Symptom Assessment Scale[10,11]，Edmonton Symptom Assessment System[12]，MD Anderson Symptom Inventory[13]などがある。

登録番号 _____　病歴番号 _____　ＰＳ _____　施設番号 _____

―――――――――――――（上欄には記入しないでください）―――――――――――――

簡易疼痛調査用紙（縮小版）
Brief Pain Inventory（Short Form）

調査年月日：　_____年_____月_____日　　　　　　　　時刻：___：_____

あなたの氏名　：_____

1）だれでも一生のうちには，軽い頭痛，ねんざ，歯痛などの痛みを経験することがありますが，今日，このような日常的な痛みとは違う痛みがありますか？

　　　　　　　　1.　はい　　　　　　　　　2.　いいえ

2）下の身体図に，あなたの痛みの範囲を斜線で示し，最も痛むところに × をつけてください。

右　　　　　左　　　　　左　　　　　右

3）この24時間にあなたが感じた<u>最も強い痛み</u>はどの位でしたか？最も近い数字を○で囲んで下さい。

　　0　　　1　　　2　　　3　　　4　　　5　　　6　　　7　　　8　　　9　　　10
　痛くない　　　　　　　　　　　　　　　　　　　　　　　　これ以上の痛みは考えられない

4）この24時間にあなたが感じた<u>最も弱い痛み</u>はどの位でしたか？最も近い数字を○で囲んで下さい。

　　0　　　1　　　2　　　3　　　4　　　5　　　6　　　7　　　8　　　9　　　10
　痛くない　　　　　　　　　　　　　　　　　　　　　　　　これ以上の痛みは考えられない

5）あなたが感じた痛みは<u>平均すると</u>どの位でしたか？最も近い数字を○で囲んで下さい。

　　0　　　1　　　2　　　3　　　4　　　5　　　6　　　7　　　8　　　9　　　10
　痛くない　　　　　　　　　　　　　　　　　　　　　　　　これ以上の痛みは考えられない

6）あなたが<u>今感じている痛み</u>はどの位ですか？最も近い数字を○で囲んで下さい。

　　0　　　1　　　2　　　3　　　4　　　5　　　6　　　7　　　8　　　9　　　10
　痛くない　　　　　　　　　　　　　　　　　　　　　　　　これ以上の痛みは考えられない

図 A 1.2. Brief pain inventory（BPI）（日本語版）※　　　　　　　　　　　（つづく）

出典：Cleeland and Ryan 1994[3]

※訳者注：日本語版の出典は，Uki , Mendoza, Cleeland et al.1998
　　　　　BPI-J の利用にあたっては事前に必ず使用許諾が必要です。
　　　　　連絡先：卯木 次郎（ukij@jcom.home.ne.jp）または，埼玉県立がんセンター事務局総務・職員担当（西嶋 拓）（n221111@saitama-pho.jp）

（つづき）

7）あなたは，痛みをとるためにどのような治療や投薬を受けていますか？

_____

8）この24時間に，その治療や投薬はどのくらい**痛みを軽減**させましたか？
　　最も近いと思われる数字（％）を1つ○でかこんでください。

0%　　10%　　20%　　30%　　40%　　50%　　60%　　70%　　80%　　90%　　100%
少しも軽減しなかった　　　　　　　　　　　　　　　　　　　　　完全に和らいだ

9）この24時間のうちで，痛みがどれほどあなたの生活に支障となりましたか？
　　適切な数字を1つ○で囲んでください。

A.　日常生活の全般的活動

0　　　1　　　2　　　3　　　4　　　5　　　6　　　7　　　8　　　9　　　10
支障なし　　　　　　　　　　　　　　　　　　　　　　　　完全な支障となった

B.　気分・情緒

0　　　1　　　2　　　3　　　4　　　5　　　6　　　7　　　8　　　9　　　10
支障なし　　　　　　　　　　　　　　　　　　　　　　　　完全な支障となった

C.　歩行能力

0　　　1　　　2　　　3　　　4　　　5　　　6　　　7　　　8　　　9　　　10
支障なし　　　　　　　　　　　　　　　　　　　　　　　　完全な支障となった

D.　通常の仕事（家庭外および家庭内での仕事をふくむ）

0　　　1　　　2　　　3　　　4　　　5　　　6　　　7　　　8　　　9　　　10
支障なし　　　　　　　　　　　　　　　　　　　　　　　　完全な支障となった

E.　対人関係

0　　　1　　　2　　　3　　　4　　　5　　　6　　　7　　　8　　　9　　　10
支障なし　　　　　　　　　　　　　　　　　　　　　　　　完全な支障となった

F.　睡眠

0　　　1　　　2　　　3　　　4　　　5　　　6　　　7　　　8　　　9　　　10
支障なし　　　　　　　　　　　　　　　　　　　　　　　　完全な支障となった

G.　生活を楽しむこと

0　　　1　　　2　　　3　　　4　　　5　　　6　　　7　　　8　　　9　　　10
支障なし　　　　　　　　　　　　　　　　　　　　　　　　完全な支障となった

図 A 1.2.　Brief pain inventory（BPI）（日本語版）

指標	説明	得点	
表情	筋の緊張が全くない	リラックスした状態	0
	しかめ面・眉が下がる・眼球の固定，まぶたや口角の筋肉が委縮する	緊張状態	1
	上記の顔の動きと眼をぎゅっとするに加え固く閉じる	顔をゆがめている状態	2
身体運動	全く動かない（必ずしも無痛を意味していない）	動きの欠如	0
	緩慢かつ慎重な運動・疼痛部位を触ったりさすったりする動作・体動時注意をはらう	保護	1
	チューブを引っ張る・起き上がろうとする・手足を動かす/ばたつく・指示に従わない・医療スタッフをたたく・ベッドから出ようとする	落ち着かない状態	2
筋緊張（上肢の他動的屈曲と伸展による評価）	他動運動に対する抵抗がない	リラックスした状態	0
	他動運動に対する抵抗がある	緊張状態・硬直状態	1
	他動運動に対する強い抵抗があり，最後まで行うことができない	極度の緊張状態あるいは硬直状態	2
人工呼吸器の順応性（挿管患者）	アラームの作動がなく，人工呼吸器と同調した状態	人工呼吸器または運動に許容している	0
	アラームが自然に止まる	咳き込むが許容している	1
	非同調性：人工呼吸の妨げ，頻回にアラームが作動する	人工呼吸器に抵抗している	2
または 発声（抜管された患者）	普通の調子で話すか，無音	普通の声で話すか，無音	0
	ため息・うめき声	ため息・うめき声	1
	泣き叫ぶ・すすり泣く	泣き叫ぶ・すすり泣く	2
合計，範囲			0～8

図 A 1.3. Critical-Care Pain Observation Tool（日本語版）※
出典：Gélinas et al. 2006[4]）
※訳者注：山田章子先生，池松裕子先生の許諾を得て日本語版を掲載

■ 使用法

　患者の様態をスコアリングする前に5分間患者を観察して下さい。その後，以下の表に従って各項目に関してスコアリングして下さい。各項目の定義は次ページにあります。異なる条件下（例：安静時，心地よい活動を行っている時，ケアを受けている時，鎮痛剤投与後）で患者を観察していることに留意して下さい。

■ スコアリング法

　数値の合計は0〜10の範囲となります。この数値は1〜3：軽度の痛み，4〜6：中等度の痛み，7〜10：高度の痛みと解釈できます。これらの範囲は標準的な0〜10の疼痛スケールに基づくもので，このツールに関する妥当性は文献上示されていません。

	0	1	2	評点
呼吸 （非発声時）	・正常	・時折の努力呼吸 ・短時間の過換気	・雑音を伴う努力呼吸 ・長時間の過換気 ・チェーン・ストークス呼吸	
ネガティブな発声	・なし	・時折うめく，うなる ・ネガティブで批判的な小声での発話	・不安げな言葉を大声で繰り返す ・大声でうめく，うなる ・泣く	
顔の表情	・微笑み，無表情	・悲しい表情，怯えた表情，しかめっ面	・顔を歪める	
ボディランゲージ	・リラックスしている	・緊張している ・落ち着かない ・そわそわしている	・硬直する，拳を握る，膝を抱える ・逃げようとする，相手を突き飛ばす ・殴りかかる	
慰めやすさ	・慰めを必要としない	・声をかけられたり触れられたりすると気が紛れる，安心する	・慰めたり，気を紛らわせたり，安心させたりできない	

合計

用語の定義

■ 呼吸
1. 正常な呼吸とは，無理なく，穏やかで規則的に（スムーズに）に行われる呼吸を指す。
2. 時折の努力呼吸とは，苦しそうで困難な，もしくは弱々しい呼吸が時折突発的に行われることを指す。
3. 短時間の過換気とは，短時間，速く，深い呼吸が続くことを指す。
4. 雑音を伴う努力呼吸とは，雑音を伴う吸気または呼気を指す。雑音は，ゴホゴホという咳のような，あるいはゼーゼーあえぐような音がはっきりと聞こえることがあり，非常に激しく，疲れやすい。
5. 長時間の過換気とは，非常に速く深い呼吸がかなりの時間続くことを指す。
6. チェーン・ストークス呼吸とは，呼吸が非常に深くなるまで大きくなったり，非常に浅くなるまで弱くなったりを繰り返し，時に無呼吸（呼吸停止）になることを指す。

■ ネガティブな発声
1. なしとは，自然で心地よい発話または発声を指す。
2. 時折うめく，うなるとは，悲しげなもしくは不満げな発声をしたり，うめいたり，嘆いたりすることを指す。うなるとは，通常無意識に行う不明瞭な発声より大きい声を出すことであり，突然始まって突然終わることが多い。

図 A 1.4. Pain Assessment in Advanced Dementia tool（PAINAD）（日本語版）※　　　（つづく）
出典：Warden et al. 2003[5]. Used with permission.
※訳者注：関根龍一先生の許諾を得て日本語版を掲載

（つづき）

3. ネガティブで批判的な小声での発話とは，低い声で，不満げな，皮肉的な，または辛辣な口調で，ブツブツ言ったり，つぶやいたり，めそめそしたり，愚痴をこぼしたり，悪態をついたりすることを指す。

4. 不安げな言葉を大声で繰り返すとは，不安な，不快な，または苦しそうな様子で，同じフレーズや語句を何度も繰り返すことを指す。

5. 大声でうめく，うなるとは，通常より大きく，悲しげなもしくは不満げな声を出したり，うめいたり，嘆いたりすることを指す。大声でうなるとは，通常無意識に行う不明瞭な発声より大きい声を出すことであり，突然始まって突然終わることが多い。

6. 泣くとは，涙を流しながら感情を口に出すことを指す。すすり泣きや静かに涙を流すこともある。

■ 顔の表情

1. 微笑みとは，口角が上がり，目が輝き，喜びや充足の表情を指す。

2. 無表情とは，特定の表情がみられず，緊張感がなく，弛緩した，またはうつろな表情を指す。

3. 悲しい表情とは，不幸で，心細く，悲嘆に暮れ，意気消沈した表情を指す。目に涙が浮かんでいることもある。

4. 怯えた表情とは，恐れや心配，不安の高まりなどの表情を指す。目は大きく開かれている。

5. しかめっ面とは，口角が下がった表情を指す。額や口のまわりにシワが増えることもある。

6. 顔を歪めるとは，悩みなどで顔が歪んだ状態を指す。口の周りよりも額部分にシワがよる。目はぎゅっと閉じられることもある。

■ ボディランゲージ

1. リラックスしているとは，静かで，リラックスして，穏やかな様子を指す。人がくつろいでいる様子。

2. 緊張しているとは，張り詰め，恐れを感じている，もしくは心配している様子を指す。歯を食いしばっていることもある（拘縮の場合を除く）。

3. 落ち着かないとは，動揺している様子を指す。怯え，心配，イライラなどがみられることもある。行動のスピードは速くなることも遅くなることもある。

4. そわそわしているとは，落ち着かない動きを指す。うろうろ歩きまわったり，座ったままもじもじしたりすることもある。部屋の椅子の位置を変えることもある。身体の一部を触ったり，引っ張ったり，こすったりを繰り返すこともある。

5. 硬直するとは，身体を硬くした状態を指す。腕や脚は強張っている。胴体はまっすぐで硬直している（拘縮の場合を除く）。

6. 拳を握るとは，硬く握られた拳を指す。拳は開いたり握ったりを繰り返したり，ぎゅっと握られたままのこともある。

7. 膝を抱えるとは，膝を曲げ，胸のあたりに抱え込んだ様子を指す。全体的に不安な様子が見受けられる（拘縮の場合を除く）。

8. 逃げようとする，相手を突き飛ばすとは，人との接触や人の気遣いに対する抵抗の様子を指す。人から自分の身体を離したり，よじったり，相手を突き飛ばしたりする。

9. 殴りかかるとは，叩く，蹴る，つかみかかる，拳で殴る，噛み付くなど，他人に対する攻撃を指す。

■ 慰めやすさ

1. 慰めを必要としないとは，安心している状態で，満足している様子を指す。

2. 声をかけられたり触れられたりすると気が紛れる，安心するとは，話しかけられたり触れられたりしている間は，症状がみられなくなることを指す。人と交流している間は，苦しんでいる様子はまったく現れない。

3. 慰めたり，気を紛らわしたり，安心させたりできないとは，言葉や行為によって慰めたり，その人の行動を止めたりすることができない状態を指す。その行動を減らすための言語的または身体的手段が全くない状態。

図 A 1.4. Pain Assessment in Advanced Dementia tool（PAINAD）（日本語版）

IPOS 患者版

　この回答は，あなたと他の患者さんのケアの向上のために役立てられます。ご協力ありがとうございます。

Q1.　<u>この 7 日間</u>，主に大変だったことや気がかりは何でしたか？

　　1. ....
　　2. ....
　　3. ....

Q2.　以下はあなたが経験したかもしれない症状のリストです。それぞれの症状について，<u>この 7 日間</u>，どれくらい<u>生活に支障</u>があったか最もよく表しているものに<u>一つだけ</u>チェックしてください。

	全く支障はなかった	少しあった（気にならなかった）	中くらいあった（いくらか支障がでた）	とてもあった（大きな支障がでた）	耐えられないくらいあった（他のことを考えられなかった）
痛み	0 ☐	1 ☐	2 ☐	3 ☐	4 ☐
息切れ（息苦しさ）	0 ☐	1 ☐	2 ☐	3 ☐	4 ☐
力や元気が出ない感じ（だるさ）	0 ☐	1 ☐	2 ☐	3 ☐	4 ☐
吐き気（吐きそうだった）	0 ☐	1 ☐	2 ☐	3 ☐	4 ☐
嘔吐（実際に吐いた）	0 ☐	1 ☐	2 ☐	3 ☐	4 ☐
食欲不振	0 ☐（通常の食欲）	1 ☐	2 ☐	3 ☐	4 ☐（食欲が全くない）
便秘	0 ☐	1 ☐	2 ☐	3 ☐	4 ☐
口の痛みや渇き	0 ☐	1 ☐	2 ☐	3 ☐	4 ☐
眠気	0 ☐	1 ☐	2 ☐	3 ☐	4 ☐
動きにくさ	0 ☐	1 ☐	2 ☐	3 ☐	4 ☐

上記以外の症状があれば記入し，<u>この 7 日間</u>，どれくらい<u>生活に支障</u>があったか<u>一つだけ</u>チェックしてください。

1. _____	0 ☐	1 ☐	2 ☐	3 ☐	4 ☐
2. _____	0 ☐	1 ☐	2 ☐	3 ☐	4 ☐
3. _____	0 ☐	1 ☐	2 ☐	3 ☐	4 ☐

図 A 1.5. Integrated Palliative care Outcome Scale（IPOS）（日本語版）※　　　　　（つづく）

出典：Cicely Saunders Institute. The Palliative Care Outcome Scale（POS）
（https://pos-pal.org/maix/）. Used with permission.

※訳者注：宮下光令先生の許諾を得て日本語版を掲載

（つづき）

この 7 日間についてお聞きします	全くなし	たまに	ときどき	たいてい	いつも
Q3. 病気や治療のことで不安や心配を感じていましたか？	0 ☐	1 ☐	2 ☐	3 ☐	4 ☐
Q4. 家族や友人は，あなたのことで不安や心配を感じていた様子でしたか？	0 ☐	1 ☐	2 ☐	3 ☐	4 ☐
Q5. 気分が落ち込むことはありましたか？	0 ☐	1 ☐	2 ☐	3 ☐	4 ☐

	いつも	たいてい	ときどき	たまに	全くなし
Q6. 気持ちは穏やかでいられましたか？	0 ☐	1 ☐	2 ☐	3 ☐	4 ☐
Q7. あなたの気持ちを家族や友人に十分に分かってもらえましたか？	0 ☐	1 ☐	2 ☐	3 ☐	4 ☐
Q8. 治療や病気について，十分に説明がされましたか？	0 ☐	1 ☐	2 ☐	3 ☐	4 ☐

	全て対応されている／問題がない	大部分対応されている	一部対応されている	ほとんど対応されていない	全く対応されていない
Q9. 病気のために生じた，気がかりなことに対応してもらえましたか？（経済的なことや個人的なことなど）	0 ☐	1 ☐	2 ☐	3 ☐	4 ☐

	自分で	友人や家族に手伝ってもらって	スタッフに手伝ってもらって
Q10. どのようにしてこの質問票に答えましたか？	☐	☐	☐

この質問票について心配なことがあれば，医師や看護師に伝えてください。

図 A 1.5. Integrated Palliative care Outcome Scale（IPOS）（日本語版）

文献

1) IASP terminology (website). Washington (DC) : International Association for the Study of Pain (https://www.iasp-pain.org/Education/Content.aspx?ItemNumber=1698#Pain, accessed 29 May 2018).

2) Cancer pain relief. Geneva : World Health Organization ; 1986 (http://apps.who.int/iris/bitstream/handle/10665/43944/9241561009_eng.pdf, accessed 3 October 2018).

3) Cleeland CS, Ryan KM. Pain assessment : global use of the Brief Pain Inventory. Ann Acad Med Singapore. 1994 ; 23 : 129-38.

4) Gelinas C, Fillion L, Puntillo KA, Viens C, Fortier M. Validation of the critical-care pain observation tool in adult patients. Am J Crit Care. 2006 ; 15 : 420-7.

5) Warden V, Hurley AC, Volicer L. Development and psychometric evaluation of the Pain Assessment in Advanced Dementia (PAINAD) scale. J Am Med Dir Assoc. 2003 ; 4 : 9-15.

6) Mosele M, Inelmen EM, Toffanello ED, Girardi A, Coin A, Sergi G et al. Psychometric properties of the pain assessment in advanced dementia scale compared to self assessment of pain in elderly patients. Dement Geriatr Cogn Disord. 2012 ; 34 : 38-43.

7) Torvik K, Kaasa S, Kirkevold Ø, Saltvedt I, Holen JC, Fayers P et al. Validation of Doloplus-2 among nonverbal nursing home patients--an evaluation of Doloplus-2 in a clinical setting. BMC Geriatr. 2010 ; 10 : 9.

8) Chan S, Hadjistavropoulos T, Williams J, Lints-Martindale A. Evidence-based development and initial validation of the pain assessment checklist for seniors with limited ability to communicate-II (PACSLAC-II). Clin J Pain. 2014 ; 30 : 816-24.

9) Schildmann EK, Groeneveld EI, Denzel J, Brown A, Bernhardt F, Bailey K et al. Discovering the hidden benefits of cognitive interviewing in two languages : The first phase of a validation study of the Integrated Palliative care Outcome Scale. Palliat Med. 2016 ; 30 : 599-610.

10) Portenoy RK, Thaler HT, Kornblith AB, Lepore JM, Friedlander-Klar H, Kiyasu E et al. The Memorial Symptom Assessment Scale : an instrument for the evaluation of symptom prevalence, characteristics and distress. Eur J Cancer 1994 ; 30 : 1326-36.

11) Chang VT, Hwang SS, Kasimis B, Thaler HT. Shorter symptom assessment instruments : The condensed Memorial Symptom Assessment Scale (CMSAS). Cancer Invest. 2004 ; 22 : 526-36.

12) Bruera E, Kuehn N, Miller MJ, Selmser P, Macmillan Kl. The Edmonton Symptom Assessment System (ESAS) : A simple method for the assessment of palliative care patients. J Palliat Care. 1991 ; 7 : 6-9.

13) Cleeland CS, Mendoza TR, Wang XS, Chou C, Harle MT, Morrissey M et al. Assessing symptom distress in cancer : The M.D. Anderson Symptom Inventory. Cancer. 2000 ; 89 : 1634-46.

ANNEX 2 システマティックレビューおよびガイドラインの作成方法

1. エビデンスの収集および評価：方法

検索方法

　文献検索は，PubMed，Embase，Cochrane Central Register of Controlled Trials，Cochrane Database of Systematic Reviews を使って 2017 年 2 月 16 日に実施した。さらに 2017 年 4 月 4 日には，Cumulative Index to Nursing and Allied Health Literature を使った検索を追加した。その結果，11,196 件の論文を抽出した。それに加えて，既存のシステマティックレビューのマニュアル検索も Cochrane および米国医療研究・品質調査機構（Agency for Healthcare Research and Quality；AHRQ）のウェブサイト https://guidelines.gov/ を使って実施した。

　引用文献のスクリーニングは 2 名が独立して行った結果，予備選別で，454 件の主要な論文と 41 件の既存のシステマティックレビューが選ばれた。フルテキストの評価後，PICO に基づく疑問のひとつあるいはそれ以上に適格であるとみなされた 195 件の RCT を特定し，そのうち 129 件が既存のシステマティックレビュー 19 件で取り上げられていた[1~19]。当初の研究計画は，既存のシステマティックレビューに基づいて，研究の抄録と研究結果データの抽出，研究デザインの質的な評価（バイアスリスクの評価）を行う予定であったが，既存のシステマティックレビューからアクセス可能なデータは，全般に，不完全であるか報告が不十分であったため，当初の計画は断念した。加えて，不精確なデータの事例やオリジナルの研究論文では見当たらないデータの事例が多くみられたため，既存のシステマティックレビューで特定した主要研究のほとんどは，オリジナル論文からデータを収集した。

研究の質的な評価およびレビューの統合方法

　研究方法に関する質的な評価は，Cochrane のバイアスリスクの評価ツールを使用した。ただし，個別研究に対する質的な評価を加えた既存のシステマティックレビューについては，その際に採用された質的な評価方法に関係なく，その評価を流用した。エビデンスプロファイルの作成にあたり，全体的なバイアスリスクが判定できるように，GRADE 手法に則った 2 つのステップをさらに設けた[20]。

■ 第 1 ステップとして，RCT それぞれの全体的な質的な評価を判定した。
　• 徹底されないランダム割付方法またはコンシールメント（割付の隠蔽化）による高いバイ

アスリスクを有する場合は，深刻な限界があるとみなした。

- ランダム割付方法やコンシールメント（割付の隠蔽化）によるバイアスリスクが低い場合（または不十分な報告なためにバイアスリスクが明瞭でない場合）であっても，アウトカム評価者の盲検化が実行されなかったり，または脱落率が大きかったり（または研究参加者のうち解析対象となっていない患者の割合が高かったり），または選択的アウトカム報告（研究者が解析やアウトカムを操作し，最もインパクトの強い結果に応じて選択的に情報を報告する）のあるエビデンスが存在したり，またはその他のバイアスリスクが存在したりする場合，かかる研究は深刻な限界があるとみなした。
- これらの限界を 2 つ以上含む研究は，きわめて深刻な限界があるとみなした。
- 上記以外の場合では，研究に深刻な限界があるとは判定しなかった。
- 研究に対する全体的な質的な評価は，アウトカムそれぞれに対して 1 つの研究内で異なる評価がなされた（例えば，調査対象としたアウトカムの 1 つだけに脱落例が多かった場合など）。

■ 第 2 ステップとして，エビデンスプロファイルに含まれるアウトカムそれぞれのバイアスリスクは，すべての研究ごとにまとめて評価した。

- 半数以上の個別研究（または大規模な主要研究）がきわめて深刻な限界を有する場合，全体的にまとめたエビデンスもきわめて深刻な限界があるとみなした。
- 上記に該当しなくても，半数以上の個別研究（または大規模な主要研究）が深刻な（もしくはきわめて深刻な）限界がある場合，全体的にまとめたエビデンスも深刻な限界があるとみなした。
- これら以外の場合，エビデンスに深刻な限界はないとみなした。

研究結果の検討は，主として治療効果の方向性が一致するかどうかについて実施し，その際，治療効果の大きさは重視せず，統計学的な有意差についてはほとんど重視しなかった。メタアナリシスを行う際，治療効果の統計学的なばらつきについては，統計学的な有意性を I^2 検定を使って検証した。治療効果の方向性が研究全般で一貫している場合，実際の効果量（effect size）のばらつきだけをもって一貫性がないとする判断は下さなかった。

適格基準を厳格にしたことで，該当するすべての研究のもつ一般化可能性を，がん疼痛を有する成人（または青年）に対して直接適用することができた。該当しない集団の研究は対象外とした。非直接性の評価では，主に，検討されたアウトカムと臨床疑問とが直接的に結びつくかどうかを評価した。非直接性に基づいてエビデンスの質のグレードが下がった主な理由は，痛みのアウトカムを評価する研究が完全な（もしくはほぼ完全な）疼痛緩和の達成を評価しているのではなく，疼痛スコアが下がっているという結果（例：10 点満点中 2 点以上低下したもの）だけを評価しているからであった。生活の質（QOL）や機能的アウトカムを評価した研究では，不適切な測定尺度を用いているとみなされる場合には，エビデンスの質のグレードを下げた。システマティックレビューチームは，直接性のある研究が限られていたため，本来評価に加えないことが望ましい非直接性のアウトカムや測定値を評価の対象とした。

　その不精確性のためにエビデンスのグレードを下げたものは，全般的に，サンプルサイズが小さいか（連続尺度を用いた場合，すべての研究や群をいれた総サンプルサイズが300以下と操作的に定義），測定方法（または評価尺度）の問題で結果の信頼区間が広いことに基づいている。しかしながら，精確な推定値を出した小規模研究では，エビデンスの質のグレードを下げなかった。

　そのほかにも検討すべきことがあった。その主なものに，提起された問題に対して出されたアウトカムを評価する研究が1つしか存在しない場合があった。唯一の研究から推定される効果量の精確性を判断するには，確信をもって臨床決断を下すに足る適切なエビデンスであるという裏付けが必要である。厳格に実施された大規模研究（すなわち，十分な検出力がある研究）で，目的とするアウトカムが主要評価項目として評価されていた場合，エビデンスの強さは高くなる。

　同じ比較を行った2つ以上の臨床試験があった場合，システマティックレビューチームはカテゴリー尺度と連続尺度を用いて測定されたデータを使って，可能な限りメタアナリシスを実施した。システマティックレビューチームは，該当する臨床疑問の性質を考慮したうえで，可能な限りメタアナリシスを行った。システマティックレビューチームはがん種などの対象集団の違いや観察期間の違いは無視することとした。また，チームは共通した種類の薬剤はひとつにまとめて（例えば，すべてのビスホスホネート，すべてのオピオイドなど）解析し，投与量，投与経路，強度，その他の関連要因の違いも無視した。カテゴリー尺度を用いたアウトカムについては，細かいアウトカム間の定義の違いは無視した〔例えば，完全な疼痛緩和（痛みがない）と疼痛緩和の効果が大きい（VAS 10点中3点未満）は同一とみなした〕。カテゴリー尺度を用いたアウトカムについては，リスク比を算出し，メタアナリシスを行った。リスク比の方向性は評価したアウトカムによって異なる（患者にとって好ましいアウトカムの場合，例えば疼痛緩和については高いリスク比がコントロール群よりも介入群でみられ，好ましくないアウトカムの場合，例えば骨関連事象（SRE）については低いリスク比が介入群でみられた）。絶対差は，リスク比およびコントロール群の確率のメタアナリシスを行うことによって算出した。

　痛み，生活の質（QOL），機能的アウトカムに関する連続尺度を用いた測定値は，最初の段階で，システマティックレビューチームが，報告された測定値を0から100までの統一した評価尺度に変換した。標準的なルールに従って，痛みのコントロールについては100＝worst，生活の質（QOL）と機能的アウトカムについては100＝bestの状態と定めた。必要に応じて，評価尺度を統一するために，報告されたスケールを逆向きに修正した。その他の連続尺度で測定されたアウトカム（時間など）は，同じ単位を研究全体で使用できる場合にのみメタアナリシスが実施された（例えば，疼痛緩和が得られるまでの速さを時間単位で測定した研究と日数単位で測定した研究とではメタアナリシスを実施しなかった）。

　ネットワークメタアナリシスを用いて行われたシステマティックレビューの手法については，Annex 7で説明する。

2. 推奨を支持するエビデンス：方法

合意の形成と不合意の解決に採用されるグループプロセス

　スコーピング会議では，ガイドライン作成グループ（GDG）の同意に基づき，本ガイドライン作成の共同議長に Nandi Siegfried と Eduardo Bruera を選出した。GDG 会議は，最終的な推奨の方向性（推奨の是非），推奨の強さ，推奨事項の文言を決定するために招集された。合意をもって最終的な推奨を決定した。合意とは，グループで討論された内容が議長によって明確化のためにまとめられたものと定義され，共同議長が明確化した内容に対して，GDG のメンバーから意見が出なかった場合，全会一致の合意とみなした。推奨の位置づけが示唆されたグループ討論において，その定義を議長がまとめることで，合意内容は明確になった。定義の合意は，GDG メンバーがさらに議論に取り上げない限り，全会一致とみなした。もし全会一致に至らなかった場合，（オブザーバーや WHO スタッフおよび GDG 以外の者を除いた後，GDG メンバーに限定して）挙手による採決をとって半数を超える賛成が得られた場合，それを GDG の最終的な判定とした。また，少数意見を取り入れて，ガイドライン最終版の推奨の備考の部分に反映することが提案されたが，すべての項目で十分な合意が得られたため，その必要はなかった。

エビデンスの質および方向性に関する評価

　すべてのシステマティックレビューの結果は，GDG に会議前に報告書として提出され，会議では，その結果と各項目の GRADE を用いたエビデンスの質の評価が発表された。GDG はその結果を議論し，GRADE の方法論に従って，次のエビデンスの質の定義を用いて，各介入の全体的なエビデンスの質について合意した。

高い	真の効果は，効果の推定値に近いと強く確信する。
中程度	効果の推定値に中程度の確信がある。真の効果は効果の推定値に近いものの，大幅に異なる可能性もある。
低い	効果の推定値に対する確信は限定される。真の効果は，かかる効果の推定値から大きく異なるかもしれない。
とても低い	効果の推定値にはほとんど確信をもてない。真の効果は，かかる効果の推定値から大きく異なると考えられる。

価値観と好みに関する評価方法，受容性，実装可能性，公平性

　価値観や好みは，患者，医師，政策立案者の観点から検討した。これらについては，この分野の広い専門的経験をもつだけでなく，すべての関連する利害関係者グループを代表する GDG メンバーによって概説され，議論された。

　GDG メンバーは，特に資源が足りない，もしくは存在しない地域で，医療従事者の介入や推奨された介入の実装可能性について，自身の経験から見解を述べた。同様に，GDG 会議において，推奨された介入の提供が公平に行うことができるかについて慎重に検討した。

　患者および医療従事者に対する正式な調査は実施しなかった。

資源を検討する方法

　資源の利用に関する検討として，ピアレビューされた薬価設定に関する最新の出版物[22]である国際販売価格情報[21]を用いた。そこから薬価情報が得られない場合，ほかの薬価データが参照できるウェブサイト（goodrx.com[23]，drugs.com[24]，pharmacychecker.com[25]）を使用した。GDG メンバーもまた，世界中の薬価についての知識を提供した。費用対効果の正式な検討は行わなかった。

推奨の強さおよびエビデンスの質に関する考察

　エビデンスの質に関する合意をもとに，患者の価値観や好み，医療システムの中で介入に対する受容性および実施可能性を推測し，公平性に関する潜在的な影響および関係する資源への影響を考慮したうえで，GDG は推奨の方向性（介入を支持するか反対するか）を決定し，各介入について便益―リスク評価分析を行って，強い推奨とするか，条件付きの推奨とするかを決定した。評価の対象となった疑問に対するエビデンスが存在しない場合，GDG は推奨なしとした。表 A 2.1 は，強い推奨および（条件付き）弱い推奨の定義を示す。

表 A 2.1. 強い推奨および（条件付き）弱い推奨

定義	強い推奨「～推奨する」	（条件付き）弱い推奨
患者にとって	その状況にあるほとんどの患者は，推奨される一連の行動を望み，望まない患者はごく一部である。 患者が考える価値観や好みに合った意思決定を行えるようにするために，正式な意思決定の支援が必要になることはほとんどない。	その状況にある患者の大半は，提案された介入の実施を望むが，望まない患者も多くいる。
医師にとって	ほとんどの患者が介入を受けるべきである。ガイドラインに基づいてこの推奨を遵守しているかどうかは，医療の質の基準またはパフォーマンス指標として使用することができる。	患者ごとに異なる選択が適切であることを認識すべきであり，各患者の価値観や好みに合致した疼痛マネジメントに関する意思決定ができるように支援する必要がある。 意思決定支援が患者の価値観や好みに合致した治療選択に有用である。
政策立案者にとって	推奨は，ほとんどの状況で政策として採用することができる。	政策立案には，さまざまな利害関係者の関与と十分な議論が必要である。

文献

1) Lutz S, Berk L, Chang E, Chow E, Hahn C, Hoskin P et al. Palliative radiotherapy for bone metastases：an ASTRO evidence-based guideline. Int J Radiat Oncol Biol Phys. 2011；79：965-76.

2) Peddi P, Lopez-Olivo MA, Pratt GF, Suarez-Almazor ME. Denosumab in patients with cancer and skeletal metastases：a systematic review and meta-analysis. Cancer Treat Rev. 2013；9：97-104.

3) Opioids in palliative care：safe and effective prescribing of strong opioids for pain in palliative care of adults. Cardiff：National Collaborating Centre for Cancer；2012.

4) Geng C, Liang Q, Zhong JH, Zhu M, Meng FY, Wu N et al. Ibandronate to treat skeletal-related events and bone pain in metastatic bone disease or multiple myeloma：a meta-analysis of randomised clinical trials. BMJ Open. 2015；5：e007258.

5) Guan J, Tanaka S, Kawakami K. Anticonvulsants or antidepressants in combination pharmacotherapy for treatment of neuropathic pain in cancer patients : a systematic review and meta-analysis. Clin J Pain. 2016 ; 32 : 719–25.

6) Chen DL, Li YH, Wang ZJ, Zhu YK. The research on long-term clinical effects and patients' satisfaction of gabapentin combined with oxycontin in treatment of severe cancer pain. Medicine. 2016 ; 95 : e5144.

7) LeVasseur N, Clemons M, Hutton B, Shorr R, Jacobs C. Bone-targeted therapy use in patients with bone metastases from lung cancer : a systematic review of randomized controlled trials. Cancer Treat Rev. 2016 ; 50 : 183–93.

8) Wong R, Wiffen PJ. Bisphosphonates for the relief of pain secondary to bone metastases. Cochrane Database Syst Rev. 2002 ; (2) : CD002068.

9) Wong M, Stockler M, Pavlakis N. Bisphosphonates and other bone agents for breast cancer. Cochrane Database Syst Rev. 2012 ; (2) : CD003474.

10) Wiffen PJ, Wee B, Moore RA. Oral morphine for cancer pain. Cochrane Database Syst Rev. 2016 ; (4) : CD003868.

11) Schmidt-Hansen M, Bennett M, Arnold S, Bromham N, Hilgart J. Oxycodone for cancer-related pain. Cochrane Database Syst Rev. 2015 ; (2) : CD003870.

12) Nicholson AB. Methadone for cancer pain. Cochrane Database Syst Rev. 2007 ; (4) : CD003971.

13) Yuen K, Shelley M, Sze WM, Wilt TJ, Mason M. Bisphosphonates for advanced prostate cancer. Cochrane Database Syst Rev. 2006 ; (4) : CD006250.

14) Straube C, Derry S, Jackson KC, Wiffen PJ, Bell RF, Strassels S et al. Codeine, alone and with paracetamol (acetaminophen), for cancer pain. Cochrane Database Syst Rev. 2014 ; (9) : CD006601.

15) Hadley G, Derry S, Moore RA, Wiffen PJ. Transdermal fentanyl for cancer pain. Cochrane Database Syst Rev. 2013 ; (10) : CD010270.

16) Haywood A, Good P, Khan S, Leupp A, Jenkins-Marsh S, Rickett K et al. Corticosteroids for the management of cancer-related pain in adults. Cochrane Database Syst Rev. 2015 ; (4) : CD010756.

17) Bao YJ, Hou W, Kong XY, Yang L, Xia J, Hua BJ et al. Hydromorphone for cancer pain. Cochrane Database Syst Rev. 2016 ; (10) : CD011108.

18) Wiffen PJ, Derry S, Naessens K, Bell RF. Oral tapentadol for cancer pain. Cochrane Database Syst Rev. 2015 ; (9) : CD011460.

19) Schmidt-Hansen M, Bromham N, Taubert M, Arnold S, Hilgart J. Buprenorphine for treating cancer pain. Cochrane Database Syst Rev. 2015 ; (3) : CD009596.

20) Guyatt G, Oxman AD, Akl EA, Kunz R, Vist G, Brozek J et al. GRADE guidelines : 1. Introduction-GRADE evidence profiles and summary of findings tables. J Clin Epidemiol. 2011 ; 64 : 383–94.

21) International Drug Price Indicator Guide, 2014 edition. Medford (MA) : Management Sciences for Health ; 2014.

22) Pastrana T, Wenk R, Radbruch L, Ahmed E, De Lima L. Pain treatment continues to be inaccessible for many patients around the globe : second phase of opioid price watch, a cross-sectional study to monitor the prices of opioids. J Palliat Med. 2017 ; 20 : 378–87.

23) https://www.goodrx.com (website).

24) https://www.drugs.com (website).

25) https://www.pharmacychecker.com (website).

ANNEX 3 システマティックレビューエビデンスのプロファイルとエビデンステーブル

次の URL より閲覧可能。

https://www.who.int/ncds/management/palliative-care/Cancer-pain-guidelines-Annex-3.pdf

注：日本語の抜粋版は次の URL より閲覧可能。

https://www.kanehara-shuppan.co.jp/_data/books/10210P1.pdf

ANNEX 4 ガイドライン作成の背景および作成者の経歴に関する詳細

システマティックレビューを行った臨床疑問の PICO

重要な臨床疑問 1：鎮痛を目的とした薬物療法の選択

1.1. 活動性のがんに関連した痛みのある成人（高齢者を含む）および青年に対して迅速かつ効果的で安全な疼痛コントロールを実現するために，疼痛マネジメントを開始する段階で非ステロイド性抗炎症薬（NSAID），アセトアミノフェン（パラセタモール），オピオイドの間でなんらかの違いはあるか？

1.2. 活動性のがんに関連した痛みのある成人（高齢者を含む）および青年に対して迅速かつ効果的で安全な疼痛コントロールを実現するために，疼痛緩和の維持に使用する各種オピオイドの間でなんらかの違いはあるか？

1.3. 活動性のがんに関連した痛みのある成人（高齢者を含む）および青年の持続痛に対するオピオイドの第一選択治療のうち，突出痛に対して最も効果的なオピオイド治療は何か？

重要な臨床疑問 2：オピオイドローテーション/オピオイドスイッチング

2.1. 活動性のがんに関連した痛みのある成人（高齢者を含む）および青年が単一のオピオイドを服用している場合，効果的で安全な疼痛コントロールを維持し，有害作用を最小限に抑えるために，かかる単一オピオイドを継続して使用することと比べて，オピオイドローテーションまたはオピオイドスイッチングを行うことのエビデンスは何か？

重要な臨床疑問 3：オピオイド製剤と投与経路

3.1. 活動性のがんに関連した痛みのある成人（高齢者を含む）および青年に対して効果的で安全な疼痛コントロールを維持するために，モルヒネ速放性製剤を 4 時間毎にまたは必要に応じて投与する場合と比べて，モルヒネ徐放性製剤を定期的に投与することが有益であることを示すエビデンスは何か？

3.2. 活動性のがんに関連した痛みのある成人（高齢者を含む）および青年に対して効果的で安全な疼痛コントロールを維持するために，オピオイドの経口投与が不適切な場合（意識喪失，嚥下機能の低下，嘔吐がみられる場合）には，モルヒネの投与経路が，筋肉内投与や静脈内投与と比べて，皮下注，経皮投与，経粘膜投与のほうが有益であることを示すエビデンスは何か？

重要な臨床疑問 4：オピオイドの中止

4.1. がんに関連した痛みのある成人（高齢者を含む）および青年に対してオピオイドの投与中止を効果的で安全に実施するための，特定の減量・中止方法または介入に関するエビデンスは何か？

重要な臨床疑問 5：鎮痛補助薬

5.1. がんに関連した痛みのある成人（高齢者を含む）および青年に対して疼痛コントロールを実現するために，鎮痛補助薬としてのコルチコステロイドは，プラセボや NSAIDs，またはその他のコルチコステロイド薬に比べて有効か？

5.2. がんに関連した神経障害性疼痛を有する成人（高齢者を含む）および青年に対して，疼痛を緩和するために，プラセボ，抗うつ薬以外の薬剤の使用，その他の抗うつ薬と比べて抗うつ薬を使用するエビデンスは何か？

5.3. がんに関連した神経障害性疼痛を有する成人（高齢者を含む）および青年に対して，迅速かつ効果的で安全な疼痛コントロールを実現するために，プラセボの使用，抗てんかん薬を利用しなかった場合，その他の抗てんかん薬を利用した場合と比べて，ガバペンチンなどの第二世代の抗てんかん薬の利用やカルバマゼピンまたはバルプロ酸など第一世代の抗てんかん薬を利用するエビデンスは何か？

5.4. 骨転移のある成人（高齢者を含む）および青年に対して，疼痛の治療および予防のために，ビスホスホネートとモノクローナル抗体，または無治療，または各種のビスホスホネート同士と比べてビスホスホネートやモノクローナル抗体を使用するエビデンスは何か？

重要な臨床疑問 6：放射線治療

6.1. 骨転移に関連した痛みのある成人（高齢者を含む）および青年に対して，迅速かつ効果的で安全な疼痛コントロールを実現するために，多回分割照射またはラジオアイソトープを利用した場合と比べて，低分割放射線治療（単回照射）を実施するエビデンスは何か？

6.2. 骨転移に関連した痛みのある成人（高齢者を含む）および青年に対して，迅速かつ効果的で安全な疼痛コントロールを実現するために，放射線治療やラジオアイソトープ治療を行わなかった場合と比べて，放射線治療またはラジオアイソトープ治療を行うことのエビデンスは何か？

ピアレビュー

本ガイドラインは，ピアレビューを受け，そのコメントが反映されている。

ガイドラインの見直しと改訂の計画

本ガイドラインの見直しは，ガイドラインの改訂を要するような進展があったかどうかを判断するために，ガイドライン統括委員会設立時のメンバーを再招集し，2 年毎に行われる。この隔年で行われる見直しの第 1 回目は 2019 年に実施する予定である。

ガイドラインの普及とその影響を評価する計画

ガイドラインは，世界保健機関（World Health Organization；WHO）のライブラリデータ

ベースおよび緩和ケア，がん・非感染性疾患（organanicable disease；NCD）に関する WHO のウェブページからオンラインで入手できる。

　ガイドラインパッケージの配布先を次に示す。

- WHO の出版物を購読する者，自動的に無料配布される宛先として WHO メーリングリストに登録している者（国の最高保健責任者，保健大臣または保健局長，WHO の出版物を所蔵する図書館，WHO の代表者/連絡主幹，WHO 本部図書館，WHO の地域事務所およびそれ以外の事業所の図書館），無料配布先として登録していない者（薬物規制条約の管轄当局，WHO 国際医薬品モニタリング制度の全国センター，医薬品規制当局），科学雑誌，国際機関。
- WHO 本部などに所属するスタッフ，WHO と公式に連携がある関連の非政府組織（nongovernmental outzation；NGO）〔国境なき医師団（MSF），国際製薬団体連合会（IFPMA），国際薬剤師・薬学連合（FIP），世界家庭医機構（WONCA），国際対がん連合（UICC），国際ホスピス緩和ケア協議会（IAHPC）〕。
- WHO と公式な連携のない関連 NGO，寄付者，潜在的な寄付者，翻訳版を発行する可能性のある出版元，ガイドライン文書の制作に貢献したすべての方々。

　ガイドラインの内容について発表したり討論することを目的とした学会については，適時，その招待を承諾する。

　システマティックレビューから得られた新たな知見についてはピアレビュー雑誌への出版を検討する。

　ガイドラインは WHO のすべての公用語（訳者注：アラビア語，中国語，英語，フランス語，ロシア語，スペイン語）で利用できるように意図されており，WHO と公式連携のある NGO は，その活動計画を通じて，かかるガイドラインの翻訳をサポートすることを奨励する。また，公用語以外の言語への第三者による翻訳および出版を推奨する。

派生する制作物

　このガイドラインが，緩和ケアにおける症状マネジメントに関する一連の臨床ガイドラインの端緒となることが望まれる。また，このガイドラインは，改訂を重ねている疼痛マネジメントガイダンス（pain management guidance）に組み込まれることにもなる。

ガイドラインの導入，普及，評価

　ガイドラインの導入は，WHO の地域事務局および各国事務所が進める。新たなガイドラインに則ってがん対策および緩和ケアに関する施策が実施される。新しいガイドラインは，さまざまな緩和ケア研修プログラムに提供され，そのカリキュラムに含めるよう奨励される。導入されるガイドラインは評価されたうえで，普及が進んでいくものの，ガイドラインが普及する可能性は，その利用しようとする意思よりも，各国当局が定める規制の枠組みに

よって決まるところのほうが大きい。ガイドライン策定の一つの大きな目標は政策環境を醸成することで，必須の規制医薬品の使用に関するメリットとデメリットとのバランスが取れた国の政策が展開するために有利な政策環境をつくることにある。したがって，普及の度合いおよび関心の高まり具合がガイドラインの影響力を表す適切な指標となる。WHO のウェブサイトからのダウンロード回数や出版物の売上高を普及の指標とすることができる。また，第三者によるガイドラインの翻訳の数もガイドラインへの期待を示すバロメーターとなる。

　本ガイドラインの各地域版を作るためには，WHO は，その業務を推進できる者が特定の地域版の作成に協力するリソースの選定の支援を依頼するために，WHO に関係する拠点にアクセスすることを奨励する。

　本ガイドラインの評価は，初版の発行から1年後に，ステアリンググループが配布する使用者アンケートによって行われる。

ガイドラインの出版に携わった関係者

システマティックレビューチーム

　Ethan M Balk, 医学士，公衆衛生学修士（主任）

　Gaelen P Adam, 図書館情報学修士

　Mengyang Di, 医学士，医学博士

　Hannah J Kimmel, 公衆衛生学修士

　Matthew Olean, 理学士

　Jessica K Roydhouse, 医学博士

　Bryant Smith, 公衆衛生学修士

　Andrew R Zullo, 薬学博士，医学博士

システマティックレビューチームは，米国ロードアイランド州プロビデンス市にあるブラウン大学公衆衛生学部に属する Brown Center for Evidence Synthesis in Health のメンバーであった。Ethan Balk が率いるチームは，すべての文献検索を実施し，既存のシステマティックレビューと主要論文の適格性を決定し，データ抽出とバイアスリスクの評価を実施し，サマリーテーブルと共に予備的なエビデンスプロファイルを作成した。システマティックレビューチームはすべてのペアワイズメタアナリシスを実施した。

ネットワークメタアナリシスチーム

　Georgia Salanti（主任）

　Orestis Efthimiou

　Adriani Nikolakopoulou

ネットワークメタアナリシスチームは，スイスのベルン大学社会予防医学研究所に所属している。チームのリーダーの Georgia Salanti 博士は，ネットワークメタアナリシスにおける GRADE システム運用の第一人者で，ネットワークメタアナリシスチームは，システマ

ティックレビューチームと協力してレビューする重要な疑問の項目 1.1～1.3 を作成し，収集されたデータがネットワークメタアナリシスでの使用に適していることを確認した。ネットワークメタアナリシスチームが出したネットワークメタアナリシスの結果は，GRADE 手法に則ったガイドライン作成グループ（GDG）の推奨の策定に役立っている。

GRADE 方法論者

　ガイドラインの方法論者は，Nandi Siegfried 内科学・外科学学士，公衆衛生学修士（優等），公衆衛生医学会（CPHM）（南アフリカ）会員，博士（オックスフォード大）であった。

外部オブザーバー

　次の団体のオブザーバーは，2016 年 7 月にガイドラインの範囲を検討し，それについてコメントを出した。国際ホスピス緩和ケア協議会（IAHPC），世界緩和ケア連合（WPCA），国際疼痛学会（IASP），国際対がん連合（UICC），責任をもってオピオイドを処方する医師の会（PROP），国境なき医師団（MSF），若者/成人疾患統合管理と小児疾患統合管理アライアンス（IMAI-IMCI Alliance）。

WHO ガイドライン統括委員会

Dr Cherian Varghese（技術責任者）

HQ/NMH/NVI/MND ―非伝染性疾患のマネジメント

Dr Andre Ilbawi

HQ/NMH/NVI/MND ―非伝染性疾患のマネジメント

Dr Nicola Magrini

HQ/HIS/EMP/PAU ―必須医薬品と健康食品：政策，アクセスと使用

Dr Marie-Charlotte Bouesseau

HQ/HIS/SDS ―サービスデリバリーと安全性

Dr Nicolas Clark

HQ/NMH/MSD/MSB ―メンタルヘルスと物質乱用

Dr Slim Slama

EM/RGO/NMH/NCD/NCM ―非伝染性疾患のマネジメント

Mr Lee Sharkey

HQ/NMH/NVI/MND ―コンサルタント，非伝染性疾患のマネジメント

ガイドライン作成グループ（GDG）：経歴と利益相反の開示

	所属	WHO 地域	性別	専門分野	利害関係に関する開示	利益相反とその管理計画
Gauhar A-shan (Dr.)	パキスタン カラチ、アガカーン大学	EMR	女性	MBBS、医師会会員（麻酔学）麻酔医、疼痛管理、ガイドライン策定	なし	重大な利益相反はないと考えられ、利益相反の管理は必要とされない。
Zipporah Ali (Dr.)	ケニア ナイロビ、ケニアホスピス緩和ケア協会（KEHPCA）事務局長	AFR	女性	MD、修士（公衆衛生学）、修士（緩和ケア）、名誉博士号（緩和ケア）緩和ケア専門医、ガイドライン策定、疼痛政策	国際小児緩和ケアネットワーク（ICPCN）理事（財務担当）（無償）	重大な利益相反はないと考えられ、利益相反の管理は必要とされない。
Chioma Asuzu (Dr.)	ナイジェリア イバダン、イバダン大学医学部	AFR	女性	BS（看護学）、MEd（カウンセリング心理学）、PhD（臨床心理学）がん予防・管理修了、分子予防学修了、精神腫瘍学、看護学、心理学	なし	重大な利益相反はないと考えられ、利益相反の管理は必要とされない。
Eduardo Bruera (Dr.)	米国 テキサス州ヒューストン、テキサス大学MDアンダーソンがんセンター	AMR	男性	MD、米国ホスピス・緩和医療学会議（AAHPM）会員腫瘍内科、緩和ケア、疼痛管理	米国医学研究所の資金提供を受けた終末期ケアに関するプロジェクトに参加（委員および執筆者）。2015年に終了。	重大な利益相反はないと考えられ、利益相反の管理は必要とされない。

Jim Cleary (Dr.)	米国 ウィスコンシン州, ウィスコンシン大学カルボーンがんセンター疼痛政策学グループ	AMR	男性	MBBS, オーストラリア緩和医療学会 (AChPM) 会員 緩和ケア, 疼痛管理, 疼痛政策	なし	重大な利益相反はないと考えられ, 利益相反の管理は必要とされない。
Malcolm Dobbin (Dr.)	オーストラリア メルボルン, ビクトリア州保健省 上級医務官	WPR	男性	PhD, MBBS, オーストラリア・ニュージーランド産科婦人科学会 (RANZCOG) 産科修了, 修士 (公衆衛生学), オーストラリア公衆衛生学会 (AFPHM) 会員 公衆衛生学, 毒物学, 医薬品乱用, 保健政策	なし	重大な利益相反はないと考えられ, 利益相反の管理は必要とされない。
Kathleen Foley (Dr.)	米国 ニューヨーク州, メモリアル・スローンケタリングがんセンター疼痛緩和ケアサービス 名誉指導神経科医	AMR	女性	BS (生物学), MD 緩和ケア, がん疼痛, 疼痛管理, 神経学	緩和ケアへのアクセス改善を目的とした Open Society 財団の事業の元責任者および元医療責任者 (1995 年~2015 年)	重大な利益相反はないと考えられ, 利益相反の管理は必要とされない。
Harmala Gupta (Ms)	インド ニューデリー, CanSupport (患者支援NPO)	SEAR	女性	BA (優等) (経済学), 修士 (国際政治学), 修士 (中国学) 緩和ケア政策, 患者経験価値 (PX), がんサバイバーシップ	なし	重大な利益相反はないと考えられ, 利益相反の管理は必要とされない。

	所属	WHO地域	性別	専門分野	利害関係に関する開示	利益相反とその管理計画
Eric Krakauer (Dr.)	米国 マサチューセッツ州ボストン, ハーバード・メディカルスクール 緩和ケアセンター	AMR	男性	MD, PhD 緩和ケア, 疼痛政策	なし	
Philip Larkin (Dr.)	アイルランド ダブリン, アイルランド国立大学ダブリン校保健科学センター看護助産保健制度学部	EUR	男性	PhD (緩和ケア), MSc (緩和ケア教育), BSc (優等) (地域保健), 登録看護師 (RN), 登録小児科看護師 (RSCN), 登録訪問看護師 (RHV), 地域看護師, 登録指導看護師 緩和ケア看護	欧州緩和ケア協会会長 (選挙) (2015年〜2019年) (無償)	重大な利益相反はないと考えられ, 利益相反の管理は必要とされない。
Diederik Lohman (Mr.)	米国. Human Rights Watch (人権擁護 NPO)	AMR	男性	BA (propedeuse) (ロシア語・ロシア文化), MA (ロシア学・ロシア法) 人権, 疼痛政策	緩和ケアに関する質的・政策的調査とアドボカシーの実施を目的に, Atlantic Philanthropies (NPO) から 266,000 米ドルの施設研究費を受給 (2015年〜2016年)。	重大な利益相反はないと考えられ, 利益相反の管理は必要とされない。

氏名	所属	地域	性別	資格・専門	申告	利益相反
Sebastian Moine (Dr.)	フランス パリ、パリ大学病院総合診療医（GP）	EUR	男性	BSc、MA（生物学・医学）、MD、緩和ケアディプロマ、MSc（医療・ヘルスケア・医療機関の倫理）、MSc（倫理・慢性疾患・終末期緩和ケア）、医療における能動的学習シミュレーション修了　一次緩和ケア、一般診療	一次緩和ケアにおける複雑介入の開発・評価を目的にフランス保健省から385,750ユーロの施設研究助成金を受給（2015年〜2019年）。	重大な利益相反はないと考えられ、利益相反の管理は必要とされない。
Hibah Osman (Dr.)	レバノン ベイルート、バルサム・レバニーズ緩和ケアセンター	EMR	女性	MD、家庭医療 医療 & ホスピス・緩和医療　バルサム緩和ケアセンター執行・医療責任者／設立者。ベイルート・アメリカン大学医療センター特任准教授	なし	
Lukas Radbruch (Dr.)	ドイツ ボン、ボン大学病院緩和医療部部長	EUR	男性	MD、専門医修了（麻酔学）緩和ケア、疼痛管理、疼痛政策	2014年からドイツ緩和医療協会会長。国際ホスピス緩和ケア協会（IAHPC）理事会議長。	重大な利益相反はないと考えられ、利益相反の管理は必要とされない。
MR Rajagopal (Dr.)	インド ケララ州トリバンドラム、トリバンドラム緩和科学研究所	SEAR	男性	BSc（動物学）、MBBS、MD（麻酔学）、インド医学アカデミー（NAMS）会員（麻酔学）　麻酔学、緩和ケア、疼痛政策	なし	重大な利益相反はないと考えられ、利益相反の管理は必要とされない。

	所属	WHO地域	性別	専門分野	利害関係に関する開示	利益相反とその管理計画
Paul Sebastian (Dr.)	インド ケララ州トリバンドラム, 地域がんセンター所長	SEAR	男性	MBBS, MS(一般外科) 腫瘍外科	なし	重大な利益相反はないと考えられ, 利益相反の管理は必要とされない。
Nandi Siegfried (Dr.)	南アフリカ ケープタウン, 医学研究協議会(MRC)南アフリカコクランセンター共同所長	AFR	女性	MBChB, MPH (優等), 公衆衛生医学会(CPHM)(南アフリカ)会員, DPhil(オックスフォード大) ガイドライン方法論	過去4年間(現在も), WHOとのコンサルタント業務により約50,000米ドルを受領。	重大な利益相反はないと考えられ, 利益相反の管理は必要とされない。
Catherine Stannard(Dr.)	英国 ブリストル, サウスミード病院 グロスターハウスペインクリニック	EUR	女性	MBChB, 英国麻酔学会(RCA)会員, RCA製薬医学分科会(FFPM)会員 疼痛管理, ガイドライン策定	2014年～2016年, 英国内のオピオイド処方者の支援とがバベンチンおよびプレガバリンの乱用リスクに関するソース整備を目的とした英国内の複数の公共機関を代表する臨床・政策グループ議長(無償)。	重大な利益相反はないと考えられ, 利益相反の管理は必要とされない。
Jane Turner (Dr.)	オーストラリア クイーンズランド州ブリスベン, クイーンズランド大学	WPR	女性	MBBS, PhD, オーストラリア・ニュージーランド精神科学会(RANZCP)会員 精神科, 精神腫瘍学, ガイドライン策定	なし	重大な利益相反はないと考えられ, 利益相反の管理は必要とされない。

氏名	所属	地域	性別	専門分野	申告された利益	利益相反
Verna Vanderpuye (Dr.)	ガーナ コレブ コレブ 教育病院放射線治療科	AFR	女性	MBChB、西アフリカ外科学会（WACS）会員、ガーナ内科医師会（GCP）会員 放射線腫瘍学、腫瘍内科	なし	重大な利益相反はないと考えられ、利益相反の管理は必要とされない。
Verna Walker-Edwards (Ms.)	ジャマイカ、保健省	AMR	女性	BSc および修了（薬学）、管理学修了、MSc（保健行政）薬剤師、疼痛政策	ウィスコンシン大学疼痛政策グループから国際疼痛政策フェローシップを受給（2008年～2012年）。	重大な利益相反はないと考えられ、利益相反の管理は必要とされない。

代表地域の配分：アフリカ地域（4 名）、アメリカ地域（6 名）、東地中海地域（2 名）、ヨーロッパ地域（4 名）、南東アジア地域（3 名）、西太平洋地域（2 名）。

性別配分：女性（11 名）、男性（10 名）。

地域略称：AFR＝アフリカ地域、AMR＝アメリカ地域、EMR＝東地中海地域、EUR＝ヨーロッパ地域、SEAR＝南東アジア地域、WPR＝西太平洋地域

外部評価グループ：経歴と利益相反の開示

	所属	WHO地域	性別	専門分野	利害関係に関する開示	利益相反とその管理計画
Samy Alsirafy	エジプト カイロ, Kasr Al-Ainy 臨床腫瘍学放射線医療センター (NEMROCK) 緩和医療ユニット	EMR	男性	MBBCh, MSc (放射線治療), MD (放射線治療), 米国ホスピス緩和医療委員会 (ABHPM) 修了, 緩和医療修了	なし	重大な利益相反はないと考えられ, 利益相反の管理は必要とされない。
Roger Chou	米国 オレゴン州ポートランド, オレゴン健康科学大学	AMR	男性	MD, 米国内科医師会 (ACP) 会員	雇用者 (CDC) の研究支援 (量的に重要と思われる程度の規模)。一慢性 (非がん) 疼痛に用いるオピオイドに関するシステマティックレビュー実施に研究助成金を受給。	重大な利益相反はないと考えられ, 利益相反の管理は必要とされない。
Michel Daher		EMR	男性	MD, 米国外科医師会 (ACS) 会員, 欧州外科委員会 (EBS) 会員	なし	重大な利益相反はないと考えられ, 利益相反の管理は必要とされない。
Beena Devi	レバノン ベイルート, セントジョージズ大学病院メディカルセンター	WPR	女性	MBBS, MD (放射線治療), 医学修了 (緩和ケア), M Med (緩和ケア)	なし	重大な利益相反はないと考えられ, 利益相反の管理は必要とされない。
Julia Downing		AFR	女性	BN, 修了 (がん看護), MS (臨床腫瘍学), PhD (緩和ケア教育)	なし	重大な利益相反はないと考えられ, 利益相反の管理は必要とされない。

Andy Gray	マレーシア サラワク サラワク総合病院 (Hospital 通り)	AFR	男性	BPharm, MSc (薬学), 薬学会 (PS) 会員, 国際薬学連合 (FIP) 会員	南アフリカ医薬品管理協議会委員 (2015 年〜) およびその 2 つの専門委員会 (法制委員会 (2016 年〜) と薬物分類専門委員会 (2000 年〜)。南アフリカ国家必須医薬品リスト委員会委員 (2014 年〜)。WHO 薬剤政策管理専門家パネル委員 (2007 年〜)。WHO 必須医薬品選定・利用に関する専門家パネル委員 (直近では 2011 年と 2013 年)。WHO ガイドライン審査委員会委員 (2013 年に任期終了)	重大な利益相反はないと考えられ、利益相反の管理は必要とされない。
Parmanand Jain	ウガンダ カンパラ、マケレレ大学	AMR	女性	BS (生物学), MD 緩和ケア、がん疼痛、疼痛管理、神経学	委員会 (2016 年〜) および薬物分類専門委員会 (2000 年〜)	重大な利益相反はないと考えられ、利益相反の管理は必要とされない。
Brian Kelly	南アフリカ ダーバン、カワズールナタール大学	SEAR	女性	BA (優等) (経済学), MA (国際政治), MPhil (中国学) 緩和ケア政策、患者経験価値 (PX)、がんサバイバーシップ	南アフリカ国家必須医薬品リスト委員会委員 (2014 年〜)	重大な利益相反はないと考えられ、利益相反の管理は必要とされない。

	所属	WHO地域	性別	専門分野	利害関係に関する開示	利益相反とその管理計画
Emmanuel Luyirika	ウガンダ カンパラ、アフリカ緩和ケア協会 (PO BOX 72518 850 Dr Gibbons Road)	AFR	男性	MB, ChB, 家庭医学修士, 大学院優等学位 (行政学), 修士 (行政学)	アフリカ緩和ケア協会職員	重大な利益相反はないと考えられ、利益相反の管理は必要とされない。
Geoff Mitchell	オーストラリア ブリスベン、クイーンズランド大学医学部	WPR	男性	PhD, MBBS, オーストラリア総合診療学会 (RACGP) 会員, オーストラリア緩和ケア学会 (AChPM) 会員	新規鎮痛薬に関する現地査察担当者 (現任)。オーストラリアのCROであるSouthern Star Research社から被験者登録に助成金を受諾。	重大な利益相反はないと考えられ、利益相反の管理は必要とされない。
Anil Paleri	インド カラーラ州 コジコーデ、医科大 PO 緩和医療研究所	SEAR	男性	MBBS, 大学院修了 (麻酔学), 医学大学院修了 (緩和ケア), 修了 (緩和医学)	なし	重大な利益相反はないと考えられ、利益相反の管理は必要とされない。
Tania Pastrana	ドイツ、ラテンアメリカ緩和ケア協会および TWTH 大学病院緩和医療科	AMR	女性	MD, 博士 (医療人類学)	ラテンアメリカ緩和ケア協会 (ALCP) 会長。緩和ケアへの世界的なアクセス向上に取り組む。WHO本部でのボランティア活動のため IAHPC (WHO との公式連携) から金銭を受領。	重大な利益相反はないと考えられ、利益相反の管理は必要とされない。

名前	所属	地域	性別	役職	関連する活動	利益相反
Nguyen Thi Phuong Cham	ベトナム、地域医療開発センター	WPR	女性	上級薬学専門官 (Senior Pharmaceutical Expert)（退職）ベトナム保健省行政医療サービス顧問	サービス、技術等を指導する顧問。 1. 緩和ケアについて：ベトナムの医師や病院・医療サービスの幹部に対して疼痛政策に関する研修（疼痛政策グループ「重要と思われる」2012年4月）。 2. 医薬品の合理的使用について：薬物治療委員会の活動に関する研修講座（保健省、無償。2012年4月〜2017年）。プロジェクトが支援する複数の病院で診断・処方の質とDTCに関する評価（GIZ「重要と思われる」2016年8月）。	重大な利益相反はないと考えられ、利益相反の管理は必要とされない。
Maggie Watson	英国　サリー州、マースデンNHSトラスト　パストラルケア・心理ケア (Downs Road, Sutton, Surrey SM2 5PT)	EUR	女性	BSc（優等）(社会学)、PhD（心理学）、修了（臨床心理学）、英国心理学会 (BPS) 準会員	ドイツ緩和医療協会会長 (2014年〜) 国際ホスピス緩和ケア協会 (IAHPC) 理事会議長	重大な利益相反はないと考えられ、利益相反の管理は必要とされない。

代表地域の配分、アフリカ地域（3名）、アメリカ地域（3名）、東地中海地域（2名）、ヨーロッパ地域（1名）、南東アジア地域（2名）、西太平洋地域（3名）。
性別配分、女性（5名）、男性（7名）。
地域略称、AFR＝アフリカ地域、AMR＝アメリカ地域、EMR＝東地中海地域、SEAR＝南東アジア地域、WPR＝西太平洋地域

利益相反の管理方法

最初の GDG スコーピング会議およびガイドライン作成会議を開催する前に，GDG の各メンバーに，WHO の利益相反の開示（declaration of interests；DOI）書式の作成を依頼した。報告されたすべての利益相反について，ガイドラインを担当するコーディネーターと技術責任者が審査した。潜在的に重大な利益相反（金銭による報酬または金銭以外の報酬）があった5つのケースに対して，ガイドライン審査委員会事務局と WHO のコンプライアンス，リスク管理および倫理（Compliance, Risk Management and Ethics；CRE）部門が，利益相反に対してとられる次の対応のうち妥当と考えられる対応をとることを求めた。具体的には，① GDG からの除籍，② 1 つまたはそれ以上のトピックからの除外，③すべてのエビデンス検討会議へ参加することができても，推奨を決定する最終投票への参加は不可，④対応は不必要，という措置である。非感染性疾患マネジメントと障害・暴力・傷害防止（Management of Noncommunicable Diseases, Disability, Violence and Injury Prevention；NVI）局の局長は，ガイドライン統括委員会および CRE のメンバーからの助言を踏まえて，潜在的に重大な利益相反を有するメンバーに対して GDG からの除籍を最終的に判断した。ガイドライン作成過程において，DOI に関連する変更がある場合，ガイドラインを担当するコーディネーターと技術責任者に報告し，DOI を更新するように GDG のメンバーには説明された。

製薬会社の所有者，共同所有者，諮問委員会のメンバーは，外部評価グループおよび GDG メンバーから除籍し，またガイドラインのいかなる作成プロセスへの参加も認めなかった。学術団体の理事および管理職については，その団体の資金源に関する利益相反について評価された。GDG メンバー全員が職務経歴書を提出するよう求められ，2016 年 6 月から 9 月にかけて，メンバー候補者全員の略歴が WHO のウェブサイトで公開された。すべての GDG 会議の冒頭で，利益相反に関する議題を挙げ，GDG 全員の前で利益相反の申告があった。GDG メンバーが開示した利益相反はガイドライン出版物に掲載され，利益相反に対して GDG 会議内で取り上げた対策も明記した。利益相反に関する WHO の方針は徹底的に遵守された。

ANNEX 5 オピオイド鎮痛薬と国際条約

出典：『WHO ガイドライン：病態に起因した小児の持続性の痛みの薬による治療』（Adapted from Guidelines on the pharmacological treatment of persisting pain in children with medical illness. WHO, 2012 年）[1]

　この ANNEX では，国連の「麻薬に関する単一条約」（1961 年）で規制されるオピオイド系医薬品の調達・供給・販売に関する規定と，医薬品としての位置づけについて概説する。医療で不可欠なオピオイド鎮痛薬を確実に入手できるように改善するため，政策担当者・管理責任者・健康管理当局・医療介護供給者が，政策策定と医療制度計画を行う一助とするのがこの ANNEX の目的である。

　世界保健機関（World Health Organization：WHO）は，政策ガイドライン「規制物質に関する国家政策におけるバランスの確保：国家が全規制医薬品へのアクセスを最適化し薬物乱用からの被害を防止するための規制医薬品の入手可能性とアクセス可能性に関するガイドライン」[2]を出版している。WHO がそこで推奨しているのは，各国政府・医療介護提供者・市民社会が，各国のオピオイド政策におけるバランス確保に務めることである。そうすれば合理的な医療使用のためオピオイドへ最大限にアクセスできる一方で，危険で有害な使用が最小化される。

国連の薬物条約とそのガバナンスシステム

　現在，3 つの国際薬物規制条約がある。国連の「麻薬に関する単一条約」（1961 年）（議定書により 1972 年に改訂）[3]，「向精神薬に関する条約（1971 年）[4]，そして「麻薬及び向精神薬の不正取引の防止に関する国連条約」（1988 年）[5]である。これらの条約は，薬物乱用防止についてグローバルに取り組むことを表現する一方で，痛みや苦痛を軽減するための医薬品として，それらの物質へアクセス可能にすることを示している。各国はこれらの条約に署名することで，自国内における医薬品へのアクセスを過度に制限することなく，数多くの薬物規制対策を履行することに取り組んできた。

　麻薬委員会（Commission on Narcotic Drugs；CND）は，国際薬物条約締結国を代表して，ある物質を麻薬として指定すべきか，それとも向精神薬として指定すべきかを WHO の推奨に基づき決定する権限をもつ。2 つの条約（訳者注：「麻薬に関する単一条約」と「向精神薬に関する条約」）に基づいて薬物を指定するための推奨を策定するプロセスは，「国際規制のための向精神薬における WHO レビューに関するガイダンス」[6]に記載されている。国連

国際麻薬統制委員会（INCB）は，各国政府が上述の国際条約を遵守しているかを監視する責務をもっている。また規制物質が医療・学術研究使用の目的で入手可能である一方，薬物が正規の供給源から違法な市場へと流用しないようにする責務がある。

麻薬に関する単一条約およびオピオイド鎮痛薬

国連の「麻薬に関する単一条約」（1961 年）（議定書により 1972 年に改訂）（以下，単一条約）[3]は，オピオイド管理を規制する主要な国際条約である。この条約は，麻薬の生産，製造，輸出，輸入，供給，取引，使用，所持を，もっぱら医療および学術研究目的に限定することを求めている。この単一条約は，スケジュール I，スケジュール II，スケジュール III，スケジュール IV の 4 群に分類されている。各スケジュールでは，収載物質が引き起こす薬物乱用，依存の重大さに基づいて適用すべき多くの規制対策がはっきりと述べられている。モルヒネおよびフェンタニル，ヒドロモルフォン，オキシコドン，メサドンなどの強オピオイドは，スケジュール I に分類される。単一条約を遵守するためには，各国はスケジュール I に分類される麻薬性物質に対して次の対策をとる必要がある。

- 年間の医療・学術研究目的の需要量を推定し，INCB に対してその推定を提出して確認を受けること。
- 輸出量を考慮しつつ，製造・輸入する全量に限って推定すること。
- 国内で取引・供給の許可を受けた者の管理下に置くこと。
- 医療目的で供給するためには，医療機関の処方せんが必要であること。
- INCB に対して，輸入，輸出・製造・消費量および在庫量を報告すること。
- 麻薬の製造者，輸出担当者，輸入担当者，卸売担当者，小売担当者，およびそれら物質を使用する医療・学術研究機関を査察するシステムの維持と，管理区域・在庫品・記録簿の査察を保証すること。
- これら物質の流用と乱用を防止する措置を講じること。

単一条約は前文で次のように述べている。「麻薬の医療上の使用が痛みと苦痛の緩和のために依然として不可欠であること，そしてこの目的のために麻薬の入手可能性を確保するために適切な措置を講じなければならないことを認識し…」。この前文の通り，これら国際条約の締結各国は，規制物質の医療上の入手可能性を確保する義務を負う。

薬物誤用と患者のニーズ

単一条約では，オピオイドの流用と誤用を防止するため，必要であれば各国政府が規制を追加する権限を認めている。しかし，その権限行使と医療目的でのオピオイドの入手可能性を確保する政府責任との間のバランスは，常にとらなければならない。

適切な規制レベルを決定するにあたり，各国政府は単一条約の 2 つの目的に留意するべきである。INCB の監視によると，国によっては薬物誤用を恐れるあまり，法律・規制を制定

し，あるいはそれらの解釈を打ち出す結果，オピオイドの医療目的の入手を不必要に困難にしている。

> …合法的に使用される多くのオピエートの入手可能性を抑制しても，必ずしも不正入手されたオピエートの乱用抑制にはならない。したがって，オピエートの合法的な入手可能性を過度に制限する対策をとれば，結局は多くの人々から正規の目的でのオピエート医薬品へのアクセスを奪うだけである[7]。

　さらに，2004年次報告書において INCB は，疼痛緩和目的のオピオイド鎮痛薬へのアクセスには国ごとに大きな格差があるということを認めている。報告によれば，全世界のモルヒネ消費量の79%が6つの先進国で占められていた。逆に，世界の人口の80%を占める発展途上国では全世界のモルヒネ消費量のわずか6%しか使われていなかった[8]。世界のオピオイド消費の適正性に関する研究結果によれば，56億8千3百万人が強オピオイド鎮痛薬の消費レベルが不足した国に住んでおり，それに対して，4億6千4百万人が強オピオイドの消費が十分な国に住んでいる。残りの4億3千3百万人は，消費量のデータがない国に住んでいる[9]。

　麻薬取締条約は公衆衛生を向上させるために制定されたものであり，医療用の規制医薬品の入手可能性は公衆衛生に良い影響を与え，逆に乱用と依存は公衆衛生に悪い影響を与える。各国は両者の最適なバランスを模索して，公衆衛生に対して最善の結果を達成すべきである。

> 　適切に規制医薬品を使用する医療提供に対し，各国政府は自国の麻薬取締りの法律制定や政策において，過度な影響を与える規制がないか調べなくてはならない。同時に政府が確保すべきことは，規定の目的が健康への影響を最適化することであり，その都度，必要な行動へと修正することである。通常の医療決定は健康の専門家が本来すべきである。そのため，専門家は WHO の政策ガイドライン，とりわけ「規制物質に関する国家政策におけるバランスの確保」[2]中に記載の各国チェックリストを特に利用されたい。

国際麻薬取締条約に基づく管轄国当局

　単一条約を批准した各国は，国内法を制定して，INCB や他国の管轄国当局と連絡を取り合うための自国の管轄国当局を指定する。これら管轄国当局はまた，医療目的の規制物質に関する国内規制を施行する。管轄国当局の事務所は一般に，その国の医薬品規制当局または健康を扱う省庁に置かれている。国によっては，管轄国当局は独立した政府機関であったり，または別の省庁内（例えば法務や警察，財務を扱う省庁内）に置かれていたりする。

　管轄国当局をはっきりさせておくことは，オピオイド鎮痛薬を調達し，供給する計画に携わる責任者や役人にとって必要なステップの一つである。各国の管轄当局とその連絡先リストは次の URL より入手できる。

http://www.painpolicy.wisc.edu/countryprofiles（アクセス日：2018年10月4日）※

※訳者注：原文に記載の URL は本書刊行時点では繋がらない。リンク先の情報は現在 UNODC が管理しており，次の URL で見ることができる。本情報は INCB の Beate Hammond 氏からの提供である。

https://www.unodc.org/documents/commissions/Secretariat/Secretariat_Publications/2017CNA/2017_CNA.pdf

オピオイドの医学的必要性の全国推定に関する条約の要件

　毎年，国の管轄当局は次年度に必要なスケジュール I の麻薬（モルヒネおよびその他の強オピオイド鎮痛薬）とスケジュール II の麻薬の推定量を準備する必要がある[10]。これらの推定量を INCB へ提出して，医療目的で調達する強オピオイドの次年度の上限を設定する。次年度に入る 6 カ月前の 6 月 30 日までに，推定量を INCB へ提出する必要がある。INCB は同年 12 月までに管轄国当局に対して確定推定量を通知する。

　単一条約により，国が製造および輸入する規制物質の量は，政府による公式推定量を超えることはできない。したがって，規制物質を輸入する際，INCB へ適切な推定量を提出することはきわめて重要である。なぜなら，申告年度の輸入許可量の上限を超えて使用した国に対して，輸出国が追加の麻薬物質の輸出を拒否することがあるからである。

　医療や学術研究で必要とするオピオイド量を決定する責任は，その国の政府に完全に委ねられている。その一方で，INCB は推定量を調査して追加情報や説明を求めることができる。ある国が年間麻薬必要量を決定できない場合は，その国に代わって INCB が決定する。その場合，INCB がその国の推定に携わる管轄当局に対して，決定推定量を通達して精査することを求める。

信頼できる推定の重要性

　WHO と INCB は協力して，国際規制下にある麻薬の必要量の推定を手助けすることに取り組んでいる。この取り組みはオピオイド鎮痛薬の供給サイクルにおいてきわめて重要なステップである。なぜなら，これによって麻薬という基本的医薬品の安定供給が確保されるからである。ある国が疼痛緩和医療業務を導入し，あるいはその適用範囲を拡大しようとする場合，その医療制度において年々供給が増加していくオピオイド鎮痛薬の推定量を適切に予想することが必要である。

　もし年間推定量が十分でないとわかった場合は，国の管轄当局はその年度内いつでも INCB に対して補足推定量を提出することができる。しかし，国の管轄当局は，追加で麻薬量が必要となった状況について説明を求められる。したがって，可能な限り，そういった補足推定量の提出は，予期せぬ状況下においてのみ，そして新たな医療の導入の際にのみ行うべきである[11]。

　規制物質の市場での入手可能性は，INCB に提出した推定量に限定される。した

がって，強オピオイドの調達に関わる責任者やその他の団体にとっては，関係する麻薬の国内推定量を熟知することが大切である。INCBでは各国政府より提出される推定量の変化を月単位で，インターネット（www.incb.org）上で，あるいは各国政府へ送付する冊子版テクニカルレポート上で報告し，輸出国への一助としている。

強オピオイド鎮痛薬の国内製造

INCBより推定量の確認を受け取った国では，スケジュール I に分類されるオピオイド鎮痛薬の製造や輸入工程を開始することができる。オピオイド鎮痛薬を製造する個人や企業は，政府の許可が必要であることを，単一条約では規定している。強オピオイド鎮痛薬が違法な市場に流出することを防止するために，製造業者は利用可能なリソースに関する記録の保存や，セキュリティ上の保持対策を講じなければならない。それに加え，原材料を入手した瞬間から製造された商品の搬出が終了するまで，保安設備の設置も求められる。

加えて，政府は国の医療制度による要求にかなう国家権限や，適正製造規範（Good Manufacturing Practice；GMP）に準じることにより，製造された薬品の質を保証しなければならない。

さらに，INCBの特別なレポートでは，国内製造に関して次の報告をするように要求している。

■ ほかの医薬品の製造において使用されるオピオイド鎮痛薬の量
■ オピオイド鎮痛薬を製造する予定の工場の数
■ 各工場で製造することになるオピオイド鎮痛薬の量

強オピオイド鎮痛薬の輸入/輸出システム

強オピオイド鎮痛薬の調達や供給を管理するための原則は，ほかの医薬品の原則と似ている。しかし，単一条約や，国の法律により管理されるといったような追加事項の実施が要求される。

一般的に，各国は，それぞれの国自体による輸入手続きを定めており，輸入の場合は，例えば，厚生労働省（保健省），薬物規制当局，その他のさまざまな当局（例えば，輸入税当局）の承認を要求されることがあり得る。

特に，単一条約は，追加のステップや，麻薬の輸入/輸出に関する承認を要求している。下記事項と図 A 5.1 に示したこれらのステップは，国ごとに広く適用されているが，特別な要件は，国ごとに変わるかもしれない。

1. 輸入免許をもつ事業体（例えば，民間企業や公的機関）は，輸入国の管轄当局から輸入許可を申請する。一部の国の管轄当局は国の手続きが異なるため，その場合，同じ手続きに統一されるかもしれない。
2. 管轄当局は，その輸入が適正に許可されたものか，薬物の購入量は国の申請量に従って

いるかについて確認する。確認後，管轄当局は輸入許可証明証原本と必要枚数の証明証のコピーを発行する。原本と，１枚のコピーは輸入業者に，１枚のコピーは輸出国の管轄当局に，残りの１枚のコピーは，発行した管轄当局に保存される。

3. 輸入業者は麻薬の輸出担当責任者に輸入許可証明証の原本を送る。

4. 輸出業者は，輸入許可証明証を添えて，輸出許可証を管轄当局に申請する。

5. 輸出国の管轄当局は，輸入許可証明証が発行されているか，輸出が適正に許可されたものなのかについて確認する。もしその申請が承認できるものであれば，輸出許可証を発行し，輸入許可証明証の原本は返却する。

6. 輸出国の管轄当局は，輸出許可証のコピーを輸入国の管轄当局に送る。

7. 輸出業者は，輸出許可証のコピーと輸入許可証明証の原本と共に麻薬を輸入業者に出荷する。

8. 発送にあたっては，輸出国の税関と輸入国の税関の２つを通過しなければならない。

9. 輸入業者は輸入国の管轄当局へ輸出許可証を提出する。

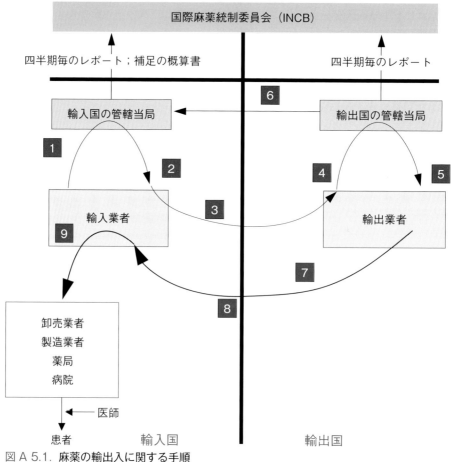

図 A 5.1. 麻薬の輸出入に関する手順
出典：Reproduced from UNODOC et al. 2018[12]

輸入/輸出の許可証および確認書の必要事項

輸入および輸出の許可証には，次のものが含まれる。

- 医薬品の国際一般名（INN）
- 輸入または輸出する医薬品の量
- 輸入者と輸出者の名前と住所
- 認可証の有効期間

輸出許可証には，輸入許可証明証の参照番号と許可の日付，および発行機関名も記載する必要がある。輸入および輸出申請書の様式は，国によって異なる場合がある。これらの許可証の INCB モデル様式は，薬物の輸入と輸出に関するガイドライン，および国内の薬物検査機関と管轄当局が使用するための前駆体の参照標準薬で利用できる[13]。

通常，各出荷には輸出入許可証が必要である。1 つの輸入許可証明証で，より多くの出荷を許可することができる（輸出許可証は，単一基準で付与する必要がある）。

- オピオイド薬の輸入および輸出の承認プロセスは非常に長く，エラーが発生する可能性がある。したがって，規制医薬品の輸入入には注意深い手順が必要である。
- オピオイド鎮痛薬の輸入入に関与する管理者および係官は，ここで概説する手順を出発点として使用し，各国の事情に特異的な包括的計画を策定する必要がある。規制医薬品の輸入には，複数の部門/機関による意思決定と承認が必要となるため，すべての関係者間での協力とパートナーシップを確立することが重要である。

オピオイドの輸出，輸入および消費に関する報告システム

各国の管轄当局は，スケジュール I に分類されているオピオイド鎮痛薬のすべての輸入および輸出の四半期報告書を INCB に報告しなければならない。また，年次報告によって，オピオイド鎮痛薬の全製造量，全消費量，全在庫量（例：認可された中央倉庫，製造業者の倉庫）の報告と年間在庫表を作成する必要がある。公式の目的で消費されたとみなされる小売薬局，小売業者，またはその他の医療サービスに保管されている医薬品は年間在庫には含めない。「在庫」は，単一条約の第 1 条に定義されている。

強オピオイドの流通

単一条約では，規制医薬品の流通や販売は，各国が貿易と流通を許可された者のみが実施できるようにすることを義務付けている。各国の管轄当局は通常，製造業者または卸売業者のいずれかの民間企業に製造または卸売りのいずれかの免許を提供する。製造業者または卸売業者は，完成した製品を免許が与えられている薬局または病院に直接供給することができる。卸売業者はまた，国の管轄当局から免許が与えられていなければならず，セキュリティと記録管理に関する規則を遵守しなければならない。単一条約は，規制医薬品の保管，流

通，および販売に関する独占的な権利を単一の州の機関または民間企業に提供することを国に義務付けておらず，オピオイド鎮痛薬を特別または個別の医薬品流通システム内で管理することは要求していない。

ただし，一部の国では，規制医薬品の保管と流通をほかの医薬品の流通システムから分離している。また，単一条約によって義務付けられたもの以外に対し追加の制約を課している。これらは，強オピオイド鎮痛薬へのアクセスに悪影響を与えることがあり，時には流通コストが増加する可能性がある。

オピオイド鎮痛薬の処方および調剤のための通常の要件

単一条約は，規制医薬品を個人に処方するために処方せんを発行し，調剤するように要求している。処方せんの法的要件は国によって異なる。しかし，ほとんどの処方薬に従って，オピオイド鎮痛薬の処方せんは次のように記載する必要がある。

- 処方する医療者の名前と施設の住所
- 患者の氏名
- 処方せん発行日
- 調剤する製剤（例：モルヒネ錠）
- mg 単位で投与される投与量（文字と数字）
- 調剤の頻度（例：1日1回，1日2回）
- 処方医師または医療者の署名

複写式処方せんと特別な様式の処方せんを用意することは，医療従事者と医薬品規制当局の両方の管理負担を増やす。様式がすぐに利用できない場合，または医療者が様式の費用を支払う必要がある場合，問題はさらに悪化する。条約は，各国がそれらを必要または望ましいと考える場合に，複写式処方せんおよび特別な様式の処方せんを認めている。政府は，このシステムが規制医薬品の利用の可能性とアクセスの可能性を妨げないようにする必要がある。医薬品の処方量や処方せんに記載されている治療期間に規制上の制約を加えてはならない。

人生のすべての段階における包括的ケアの構成要素としての緩和ケアの強化に関する世界保健機関決議 67.19（2014）

2014 年の WHO 総会[14]より：

- 緩和ケアへのアクセスと3つの国連の国際薬物規制条約に従い，モルヒネなどのオピオイド鎮痛薬を含む規制物質から製造された医学的および科学的目的のための必須医薬品へのアクセスは，達成可能な最高水準の健康と幸福を享受する権利の実現に貢献するということを確認する。

■ 医療上および科学上の目的のための，特に疼痛や苦痛を軽減するための国際的に規制医薬品の入手可能性と適切な使用は，今も多くの国において不十分であるということに留意するとともに，国連の国際薬物規制条約に従った国際規制のもとにおける麻薬や向精神薬の転用を防ぐ取り組みによってそれらの医薬品の使用に不適切な規制的障壁が生じることのないよう，WHO事務局，国連薬物犯罪事務所，INCB の支援を受けて取り組む必要があるという加盟国のニーズを強調する。

■ 緩和ケアセッティングにおける疼痛と症状コントロールに必要な規制医薬品が，WHO の必須医薬品モデルリストと WHO 小児用必須医薬品モデルリストに含まれていることに注意を払う。

■ 加盟国に対し，以下を要請する。

- 疼痛マネジメントの薬の必要性を含む国内の緩和ケアのニーズを評価する。緩和ケアにおける必須医薬品の適切な供給を確保し，不足を回避するための協調行動を促進する。

- 国連の国際薬物管理条約に沿って，疼痛マネジメント薬へのアクセスと合理的な使用の改善に関する WHO の方針ガイダンスを参照して，規制医薬品に関する国および地方の法律と政策を見直し，必要に応じて改訂する。

- WHO の必須医薬品モデルリストと WHO 小児用必須医薬品モデルリストに痛みと緩和ケアの医薬品に関するセクションが最近追加されたことを踏まえて，必要に応じて国の必須医薬品リストを更新する。

文献

1) WHO Guidelines on the pharmacological treatment of persisting pain in children with medical illness. Geneva：World Health Organization；2012.

2) Ensuring balance in national policies on controlled substances：guidance for availability and accessibility of controlled medicines. Geneva：World Health Organization；2011.

3) Single Convention on Narcotic Drugs, 1961, as amended by the 1972 Protocol. New York（NY）：United Nations；1961（https://www.unodc.org/pdf/convention_1961_en.pdf, accessed 3 October 2018）.

4) Convention on Psychotropic Substances, 1971. New York（NY）：United Nations；1971（https://www.unodc.org/pdf/convention_1971_en.pdf, accessed 3 October 2018）.

5) United Nations Convention against Illicit Traffic in Narcotic Drugs and Psychotropic Substances, 1988 adopted by the Conference at its 6th plenary meeting on 19 December 1988. New York（NY）：United Nations；1991（https://www.unodc.org/pdf/convention_1988_en.pdf, accessed 3 October 2018）.

6) Guidelines for the WHO review of psychoactive substances for international control. Geneva：World Health Organization；2007.

7) Report of the International Narcotics Control Board for 1989：demand for and supply of opiates for medical and scientific needs. Vienna：International Narcotics Control Board；1989.

8) International Narcotics Control Board. Precursors and chemicals frequently used in the illicit manufacture of narcotic drugs and psychotropic substances：report of the International Narcotics Control Board for 2004 on the Implementation of Article 12 of the United Nations Convention against Illicit Traffic in Narcotic Drugs and Psychotropic Substances of 1988. Vienna：International

Narcotics Control Board；2005.

9) Seya M-J, Gelders SFAM, Achara OU, Barbara M, Scholten WK. A first comparison between the consumption of and the need for opioid analgesics at country, regional, and global levels. J Pain Palliat Care Pharmacother. 2011；25：6-18.

10) List of narcotic drugs under international control. Prepared by the International Narcotics Control Board in accordance with the Single Convention on Narcotic Drugs, 1961. Protocol of 25 March 1972 amending the Single Convention on Narcotic Drugs, 1961. Vienna：International Narcotics Control Board；2004.

11) Report of the International Narcotics Control Board for 2008. Vienna：International Narcotics Control Board；2009.

12) UNODC, World Health Organization, and Joint United Nations Programme on HIV/AIDS. United Nations Regional Task Force on Injection Drug Use and HIV/AIDS for Asia and the Pacific. A step-by-step algorithm for the procurement of controlled substances for drug substitution therapy. Internal document. Bangkok：United Nations Office on Drugs and Crime Regional Centre for East Asia and the Pacific：2007 (https://www.unodc.org/documents/hiv-aids/Step-by-Step%20procurement%20subs%20treat.pdf, accessed 3 October 2018).

13) Guidelines for the import and export of drugs and precursor reference standards for use by national drug testing laboratories and competent national authorities. Vienna：International Narcotics Control Board；2007.

14) Resolution WHA 67.19. Strengthening of palliative care as a component of comprehensive care throughout the life course. Sixty-seventh World Health Assembly, Geneva, 9-14 May 2014. Geneva：World Health Organization；2014 (http://apps.who.int/gb/ebwha/pdf_files/WHA67/A67_R19-en.pdf, accessed 29 May 2018).

ANNEX 6 薬理学的特徴とオピオイド換算表

Ⅰ. 薬理学的特徴

1. アスピリン

錠剤 100〜500 mg

坐剤 50〜150 mg

効能

　頭痛や月経困難症（生理痛）による軽度から中等度の痛み，リウマチ性疾患や若年性関節炎などの筋骨格障害における痛みと炎症，発熱，急性片頭痛発作，抗血小板（血栓・塞栓形成の抑制）

禁忌

　アセチルサリチル酸またはその他の非ステロイド性抗炎症薬（NSAIDs）に対して過敏症（喘息，血管性浮腫，じんま疹，鼻炎など）のある患者，16 歳未満の患者（ライ症候群のリスク軽減のため），消化性潰瘍のある患者（既往歴も含む），血友病およびその他の出血性疾患のある患者，痛風の治療を目的とした使用

使用上の注意

　喘息，アレルギー性疾患，腎障害，肝障害，妊婦，授乳婦，高齢者，G6PD 欠乏症，脱水症状

用量

■ 軽度から中等度の痛みと発熱【経口】

　通常，成人に（頓用として）4〜6 時間毎に 300〜900 mg を食事と共にまたは食後に服用。最大量：4 g/日

　16 歳未満の患者には推奨しない。

■ 軽度から中程度の痛みと発熱【直腸内】

　通常，成人に（頓用として）4 時間毎に必要に応じて 600〜900 mg を直腸内に挿入。最大量：3.6 g/日

　16 歳未満の患者には推奨しない。

■ 炎症性関節炎【経口】

　通常，成人に急性期の場合は，4〜8 g/日を分割で食事と共にまたは食後に服用。慢性期での最大量：5.4 g/日

有害作用

低用量の場合，一般的には軽度で稀。

抗炎症用量の場合，胃腸の不快感または吐き気，潜在性出血を伴う潰瘍(稀に出血)，結膜下を含む他部位での出血，耳鳴り(稀に難聴)，めまい，錯乱，血管性浮腫，気管支けいれん，発疹などの過敏反応，出血時間の延長，稀に浮腫，心筋炎および血液障害(特に血小板減少)。

2. コデインリン酸塩

錠剤 15 mg，30 mg，60 mg

経口液剤 25 mg/5 mL

注射剤 60 mg/mL

国連の「麻薬に関する単一条約」(1961年)において国際規制を受けている薬剤。

注

コデインはモルヒネのプロドラッグであり，CYP2D6によるモルヒネへの代謝が鎮痛作用には必要となる。その鎮痛作用のほとんどは，コデインの10%以下がCYP2D6を介したO-脱メチル化によって変換されるモルヒネの産生に起因する[1,2,3]。CYP2D6には遺伝子多型が存在し，個人差や民族差があるため，CYP2D6によるコデインからモルヒネへの代謝能は，使用の利点とリスクに影響する。平均すると，77〜92%の人がコデインからモルヒネへの代謝に支障はないが，5〜10%の人は代謝能が低く，鎮痛作用を示さない。逆に，代謝能が高い1〜2%の人は，モルヒネの産生量が多くなり，それにより呼吸抑制を含む副作用(毒性)のリスクが高まる。リスクの高い代謝能をもつ人の割合は民族間で異なり，白人では1〜10%。アラブ人，エチオピア人，北アフリカ人では16〜28%である[4]。2015年，エチオピア政府はコデインを一時的に使用禁止とした[5]。加えて，一部の政府からは，低用量のモルヒネ(または代替の強力なオピオイド)のほうが，がん疼痛をより速く，より有益な疼痛緩和をもたらすため，がん疼痛治療にコデインなどの弱いオピオイドを用いる薬理学的な必要性はないとの主張がある[6,7]。このように，コデインの使用を推奨していない政府もある[3]。

効能

軽度から中等度の痛み，下痢

禁忌

呼吸抑制のある患者，閉塞性気道疾患のある患者，急性喘息発作中の患者，麻痺性イレウスのリスクがある患者

使用上の注意

腎障害，肝障害，依存症，妊婦，授乳婦，過剰摂取

相互作用

■ アルコール：鎮静作用と降圧作用の増強

■ アミトリプチリン：鎮静作用の増加

■ クロルプロマジン：鎮静作用と降圧作用の増強

■ クロミプラミン：鎮静作用の増加

- ■ ジアゼパム：鎮静効果の増強
- ■ フルフェナジン：鎮静作用と降圧作用の増強
- ■ ハロペリドール：鎮静作用と降圧作用の増強
- ■ メトクロプラミド：胃腸活動に対する拮抗作用
- ■ リトナビル：コデインの血中濃度上昇の可能性

用量

- ■ 軽度から中等度の痛み【経口】

  通常，成人には必要な時に4時間毎に30〜60 mg，最大量：240 mg/日

有害作用

便秘（特に長期使用では厄介），めまい，悪心・嘔吐，排尿困難，尿管または胆管けいれん，口渇，頭痛，発汗，顔面紅潮。治療用量のコデインは，耐性，依存，多幸感，鎮静作用，その他の副作用のいずれにおいてもモルヒネより発生頻度は低い。

3. フェンタニル

口腔粘膜吸収剤 200 μg，400 μg，600 μg，800 μg，1,200 μg，1,600 μg（クエン酸塩として）
貼付剤（持続放出性）12 μg/hr，25 μg/hr，50 μg/hr，75 μg/hr，100 μg/hr（フェンタニルとして）
注射剤 50 μg/mL（クエン酸塩として）

効能

中等度から高度の持続痛

禁忌

オピオイド製剤に対し過敏症のある患者，急性呼吸抑制のある患者，急性喘息のある患者，麻痺性イレウスのある患者，モノアミン酸化酵素阻害薬を使用中または終了後14日以内の患者，呼吸管理がされていない頭蓋内圧亢進および/または頭部外傷のある患者，昏睡状態の患者

使用上の注意

呼吸機能障害，胸壁硬直や呼吸困難を引き起こす可能性があるため，急速注射を避ける，徐脈，喘息，低血圧，ショック，閉塞性あるいは炎症性腸疾患，胆道疾患，けいれん性疾患，甲状腺機能低下，副腎皮質機能不全，長期間処置後の突然の休薬は避ける，糖尿病，意識障害，急性膵炎，重症筋無力症，肝障害，腎障害，中毒性精神症状，（貼付剤の場合）40℃を超える発熱を伴う患者の血中濃度上昇

熟練した作業

患者または介護者に対し，例えば重機の操作など，注意力が必要で巧緻性を伴う作業を行うことのリスクについて注意を促す。

用量

- ■ オピオイド未使用患者の開始用量
  - ■ 皮下投与/静脈内投与
    - • 投与量 25〜100 μg から始め，必要に応じて 25〜50 μg の用量調整。

- 高齢者や衰弱した患者では，必要に応じて 12.5〜25 μg へ減量。
- 一般的には，頓用として 1 時間毎に用量調整を行うが，高度な急性疼痛に対しては，より頻繁な用量調節と細かいモニタリングが必要となる。
- 静脈内投与では，3〜5 分間かけてゆっくり注入する（筋硬直のリスク軽減）。

■ 持続皮下注/持続静注

- 初回投与量：240〜480 μg/24 hr
- 突出痛には，24 時間の投与量の 10% 量を注入する（頓用として 1 時間毎）。
- 必要に応じて投与量をタイトレーションする。

■ 貼付剤

- 12〜25 μg/hr（モルヒネからフェンタニル貼付剤への換算については，表 A 6.3 および 6.4 を参照）。

■ 口腔粘膜吸収剤（経粘膜性フェンタニルクエン酸塩）

　最低用量から始めること。また，オピオイド鎮痛薬に対して忍容性が確認された患者（持続性がん疼痛に対して定期的な強オピオイドを 1 週間以上使用している患者）の突出痛にのみ使用すること。定時投与されている強オピオイドの用量は，最低でも経口モルヒネ 60 mg/日，経皮フェンタニル 25 μg/hr，経口ヒドロモルフォン 8 mg/日，経口オキシコドン 30 mg/日，またはそれと同等の用量のほかのオピオイド鎮痛薬を使用していなければならない。

■ 口腔粘膜吸収型フェンタニル製剤の処方にあたって

■ がん患者に対して，オピオイド鎮痛薬を用いた疼痛マネジメントの経験がある。

■ 使用，保管，および返却に関する指示を遵守できる（適応のある）患者に制限する。

■ 継続的な監視を行う。

■ フェンタニルが誤用される可能性を認識する。

■ 各種口腔粘膜吸収型フェンタニル製剤同士は，生物学的に同等ではないため，次のことに注意する。

- 先発品を処方する。
- 口腔粘膜吸収型フェンタニル製剤を開始または切り替える場合は，最低使用可能用量からのタイトレーションをやり直す。

有害作用

■ 一般的な有害作用：悪心・嘔吐，便秘，口渇，胆管けいれん，呼吸抑制，筋硬直，無呼吸，ミオクローヌス運動，徐脈，低血圧，腹痛，食欲不振，消化不良，口内炎，味覚障害，血管拡張，不安，眠気，発汗

■ 一般的でない有害作用：腹部膨満，下痢，喉頭けいれん，呼吸困難，換気低下，離人症（解離性障害），構音障害，健忘，協調運動障害，知覚異常，倦怠感，興奮，振戦，筋力低下，高血圧，めまい，かゆみ，気管支けいれん

■ 稀な有害作用：循環抑制，心停止，しゃっくり，不整脈，麻痺性イレウス，喀血，精神病，けいれん，ショック，心静止，発熱，運動失調，筋線維束性収縮，局所刺激（貼付剤の場合）

相互作用

- アミオダロン：重篤な徐脈，洞停止，低血圧の報告
- β遮断薬：重度の低血圧の報告
- カルシウム拮抗薬：深刻な低血圧の報告
- 中枢神経系抑制薬：フェンタニルによる相加または相乗作用
- イミダゾール系抗真菌薬：フェンタニルの作用増強または作用持続時間の延長の可能性
- マクロライド系抗菌薬：フェンタニルの作用増強または作用持続時間の延長の可能性
- モノアミン酸化酵素阻害薬*：深刻で予測不可能なオピオイドの作用増強
- ナロキソン*：オピオイドの離脱症状を惹起
- ナルトレキソン*：オピオイドの離脱症状を惹起
- 神経遮断薬：肺動脈圧の低下，低血圧および血液量減少の可能性
- 亜酸化窒素：心血管機能低下の可能性
- 麻薬拮抗性鎮痛薬：オピオイドの離脱症状を誘発する可能性
- フェニトイン：フェンタニルの血中濃度低下の可能性
- プロテアーゼ阻害薬：フェンタニルの作用増強または作用持続時間の延長の可能性

*重篤な相互作用を示す。

4. ヒドロモルフォン

注射剤 1 mg/mL アンプル，2 mg/mL アンプル，4 mg/mL アンプル，10 mg/mL アンプル（塩酸塩として）

錠剤 2 mg，4 mg，8 mg（塩酸塩として）

経口液剤 1 mg（塩酸塩として）/mL

徐放性カプセル 2 mg，4 mg，8 mg，16 mg，24 mg

効能

中等度から重度の持続痛

禁忌

オピオイド製剤に対し過敏症のある患者，急性呼吸抑制のある患者，急性喘息のある患者，麻痺性イレウスのある患者，モノアミン酸化酵素阻害薬を使用中または終了後 14 日以内の患者，呼吸管理がされていない頭蓋内圧亢進および/または頭部外傷のある患者，昏睡状態の患者

使用上の注意

呼吸機能障害，胸壁硬直や呼吸困難を引き起こす可能性があるため，急速注射を避ける，徐脈，喘息，低血圧，ショック，閉塞性あるいは炎症性腸疾患，胆道疾患，けいれん性疾患，甲状腺機能低下，副腎皮質機能不全，長期間処置後の突然の休薬は避ける，糖尿病，意識障害，急性膵炎，重症筋無力症，肝障害，腎障害，中毒性精神症状

熟練した作業

患者または介護者に対し，例えば重機の操作など，注意力が必要で巧緻性を伴う作業を行うことのリスクについて注意を促す。

用量

■ **オピオイド未使用患者の開始用量**

- ■ 経口：必要に応じて 4 時間毎に 1～4 mg

- ■ 皮下投与·静脈内投与：必要に応じて 3～4 時間毎に 0.3～0.7 mg

- ■ 皮下投与/静脈内投与：持続注入：0.1～0.2 mg/hr

■ **腎障害** 中等度（GFR 10～20 mL/min または血清クレアチニン 300～700 μmol/L）および重度（GFR＜10 mL/min あるいは血清クレアチニン＞700 μmol/L）（訳者注：1 mg/dL＝88.4 μmol/L）

　減量し，最低用量から開始し，反応に従って漸増する。

■ **肝障害**

　あらゆる程度の障害に対して慎重に使用し，初期用量を減量する。

有害作用

■ 一般的な有害作用：悪心・嘔吐，便秘，口渇，鎮静，胆管けいれん，呼吸抑制，筋硬直，無呼吸，ミオクローヌス運動，無力症，めまい，錯乱，不快気分，多幸感，ふらつき，そう痒，発疹，眠気，発汗

■ 一般的でない有害作用：低血圧，高血圧，徐脈，頻脈，動悸，浮腫，起立性低血圧，縮瞳，視覚障害，腹部けいれん，食欲不振，知覚異常，倦怠感，興奮，振戦，筋力低下，幻覚，めまい，気分変化，依存，眠気，不安，睡眠障害，頭痛，味覚障害，尿閉，喉頭けいれん，気管支けいれん

■ 稀な有害作用：循環抑制，心停止，呼吸停止，ショック，麻痺性イレウス，けいれん

相互作用

■ 中枢神経系抑制薬：ヒドロモルフォンとの相加作用または増強作用

■ エタノール*：ヒドロモルフォンとの相加作用または増強作用，ヒドロモルフォン徐放性製剤と共に用いた場合，致死的な相互作用（用量ダンピング）をもたらす可能性

■ モノアミン酸化酵素阻害薬*：深刻で予測不可能なオピオイドの作用増強

■ ナロキソン*：オピオイド離脱症状を誘発

■ ナルトレキソン*：オピオイド離脱症状を誘発

■ オピオイド拮抗薬/部分作動薬*：オピオイド離脱症状を誘発する可能性

*重篤な相互作用を示す。

5. イブプロフェン

錠剤 200 mg，400 mg

効能

　リウマチ性疾患およびその他の筋骨格障害における痛みと炎症，頭痛や月経困難症（生理痛）による軽度から中等度の痛み，急性片頭痛発作

禁忌

　アセチルサリチル酸またはその他の NSAIDs に対して過敏症（喘息，血管性浮腫，じんま

疹，鼻炎など）のある患者，活動性消化性潰瘍のある患者

使用上の注意

腎障害，肝障害，消化性潰瘍の既往がある場合は避けることが望ましい，心疾患，高齢者，妊婦，授乳婦，凝固障害，アレルギー性疾患，相互作用

用量

■ 軽度から中等度の痛み，発熱，炎症性筋骨格障害【経口】

食事と共にまたは食後に，成人には 1.2～1.8 g/日を 3～4 回に分割投与する。必要に応じて最大 2.4 g/日（炎症性疾患では 3.2 g/日）まで増量する。

維持量は 0.6～1.2 g/日で十分である。

有害作用

胃腸障害（悪心，下痢，消化不良，潰瘍，出血など），発疹，血管性浮腫，気管支けいれんなどの過敏反応，頭痛，めまい，神経質，抑うつ，眠気，不眠，回転性めまい，耳鳴り，光線過敏，血尿，体液貯留（稀に高齢者にうっ血性心不全を引き起こす），血圧上昇，腎不全，稀に肝障害，肺胞炎，肺好酸球増加症，膵炎，視覚障害，多形紅斑（スティーブンス・ジョンソン症候群），中毒性皮膚壊死症（ライエル症候群），大腸炎，無菌性髄膜炎。

6. メサドン

注射剤 10 mg/mL（塩酸塩として）　各種バイアルサイズ

錠剤 5 mg，10 mg，40 mg（塩酸塩として）

経口液剤 1 mg/mL，2 mg/mL，5 mg/mL（塩酸塩として）

経口濃縮液剤 10 mg/mL（塩酸塩として）

注意

メサドンの薬物動態には複雑な性質があり，個人間で大きなばらつきがあるため，メサドンの使用経験のある医師のみがメサドンの使用を開始すべきである。

タイトレーションは，数日間にわたって患者を綿密に臨床的に観察しながら行うべきである。

効能

中等度から高度の持続痛

禁忌

オピオイド製剤に対し過敏症のある患者，急性呼吸抑制のある患者，急性喘息のある患者，麻痺性イレウスのある患者，モノアミン酸化酵素阻害薬を使用中または終了後 14 日以内の患者，呼吸管理がされていない頭蓋内圧亢進および/または頭部外傷のある患者，昏睡状態の患者

使用上の注意

呼吸機能障害，胸壁硬直や呼吸困難を引き起こす可能性があるため，急速注射を避ける，心伝導異常の既往，突然死の家族歴〔心電図（ECG）モニタリングを推奨〕，QT 間隔延長，喘息，低血圧，ショック，閉塞性あるいは炎症性腸疾患，胆道疾患，けいれん性疾患，甲状腺機能低下，副腎皮質機能不全，長期間処置後の突然の休薬は避ける，糖尿病，意識障害，

急性膵炎，重症筋無力症，肝障害，腎障害，中毒性精神症状

熟練した作業

　患者に対し，例えば重機の操作など，注意力が必要で巧緻性を伴う作業を行うことのリスクについて注意を促す。

用量

　一般的に，メサドンは，モルヒネまたはほかの強オピオイドが有効でない患者に使用すべきである。ほかのオピオイドからメサドンへの切り替えに関する詳細については，表1（訳者注：原文通りに記載，正しくは表 A 6.2 の表である）および参考文献を参照のこと[3]。しかしながら，必要に応じて，オピオイド未使用患者におけるメサドン治療の開始には，以下の用量を用いることができる。

- 2.5 mg（高齢者では 1〜2 mg）を 8 時間毎に定期的に経口投与し，必要に応じて 6 時間毎にしてもよい。
- 必要に応じて，通常用量を週に一度漸増する。

■ **腎障害** 重度（GFR<10 mL/min または血清クレアチニン>700 μmol/L）（訳者注：1 mg/dL＝88.4 μmol/L）

　用量を 50% 減量し，反応に応じて滴定する。主に肝臓を介して排泄されるため，腎不全では有意な蓄積は起こりにくい。

■ **肝障害**

　用量を避けるか減量する。昏睡を誘発することがある。

有害作用

■ 一般的な有害作用：悪心・嘔吐，便秘，口渇，胆管けいれん，呼吸抑制，眠気，筋硬直，低血圧，徐脈，頻脈，動悸，浮腫，起立性低血圧，幻覚，回転性めまい，多幸感，不快気分，依存，錯乱，尿閉，尿管れん縮

■ 一般的でない有害作用：落ち着かない，呼吸困難，換気低下，離人症（解離性障害），構音障害，健忘，協調運動障害，知覚異常，倦怠感，興奮，振戦，筋力低下，高血圧，めまい，かゆみ，気管支けいれん，月経困難，ドライアイ，高プロラクチン血症

■ 稀な有害作用：QT 間隔延長，トルサード・ド・ポアント，体温低下，循環抑制，心停止，しゃっくり，不整脈，麻痺性イレウス，喀血，精神病，けいれん，ショック，心静止，発熱，運動失調，筋線維束性収縮，頭蓋内圧亢進

相互作用

■ アバカビル：メサドンの血漿中濃度を低下させる可能性
■ アミオダロン：QT 間隔延長のリスクを増加させる可能性
■ アトモキセチン：心室性不整脈のリスクを増加
■ カルバマゼピン：メサドンの血漿中濃度を低下
■ 中枢神経系抑制薬：メサドンとの共処置による相加作用または増強作用
■ エファビレンツ：メサドンの血漿中濃度を低下
■ フルボキサミン：メサドンの血漿中濃度を上昇させる可能性

- ■ ホスアンプレナビル：メサドンの血漿中濃度を低下
- ■ QT 間隔を延長させる薬剤：QT 間隔延長のリスクを増加させる可能性
- ■ モノアミン酸化酵素阻害薬＊：深刻で予測不可能なオピオイドの作用増強
- ■ ナロキソン＊：オピオイド離脱症状を誘発
- ■ ナルトレキソン＊：オピオイド離脱症状を誘発
- ■ ネルフィナビル：メサドンの血漿濃度を低下
- ■ ネビラピン：メサドンの血漿中濃度を低下させる可能性
- ■ オピオイド拮抗薬/部分作動薬：オピオイド離脱症状を誘発する可能性
- ■ フェノバルビタール：メサドンの血漿中濃度を低下
- ■ フェニトイン：メサドンの代謝が促進され，離脱症状のリスクが低下
- ■ キニーネ：QT 間隔延長のリスクを増加させる可能性
- ■ リファンピシン：メサドンの代謝が促進
- ■ リトナビル：メサドンの血漿中濃度を低下
- ■ ボリコナゾール：メサドンの血漿中濃度増加
- ■ ジドブジン：メサドンはジドブジン濃度を上昇

＊重篤な相互作用を示す。

7. モルヒネ

注射剤 10 mg/mL アンプル（モルヒネ塩酸塩あるいはモルヒネ硫酸塩として）

経口液剤 10 mg/5 mL（モルヒネ塩酸塩あるいはモルヒネ硫酸塩として）

錠剤 10 mg（モルヒネ硫酸塩として）

徐放錠 10 mg，30 mg，60 mg（モルヒネ硫酸塩として）

国連の「麻薬に関する単一条約」（1961 年）において国際規制を受けている薬剤。

効能

中等度から高度の痛み（急性および慢性），心筋梗塞および急性肺水腫，手術および術後痛に対する補助薬

禁忌

急性呼吸抑制の患者，急性アルコール中毒の患者，麻痺性イレウスの危険性がある患者，頭蓋内圧亢進あるいは頭部外傷をもつ患者（神経学的評価における瞳孔反射に影響を与えるため），褐色細胞腫をもつ患者への注射

使用上の注意

腎および肝障害（用量を下げ，高齢者および衰弱している患者には避ける），甲状腺機能低下，けいれん性疾患，呼吸抑制のある患者，あるいは急性喘息，低血圧，前立腺肥大症，妊婦，授乳婦。突然の休薬により激しい離脱症状が発現することがある。

用量

■ 急性痛

皮下投与（浮腫を有する患者には不適），筋肉内投与あるいは静脈内投与により必要に応じ，成人は 4 時間毎に 2〜10 mg。

■ 慢性痛

経口投与(速放錠)，皮下投与(浮腫を有する患者には不適)あるいは静脈内投与で，成人は定期的に 4 時間毎に 2〜20 mg。用量は，必要に応じて増量させてもよい。経口用量は対応する注射用量の約 2 倍量を投与すべきである。経口投与(徐放性製剤)では，速放性製剤による用量設定をまず行い，モルヒネの 1 日必要量に応じて 12 時間毎に投与する。

■ 心筋梗塞

緩徐に静脈内投与(2 mg/min)を行う。成人の場合，5〜10 mg，必要に応じてさらに 5〜10 mg を投与する。高齢者あるいは衰弱した患者には，半量に投与量を減らす。

■ 急性肺水腫

緩徐に静脈内投与(2 mg/min)を行う。成人の場合，5〜10 mg。

注

上述している用量において，モルヒネ塩酸塩とモルヒネ硫酸塩は同等である。1 日 1 回にデザインされた徐放性製剤も利用できる(WHO の必須医薬品モデルリストには含まれていない)。徐放性製剤の製品が変更されたときには，必要用量を再調査すべきである。

患者へのアドバイス

徐放錠は定時の間隔で服用すべきであり，時折発現する痛みあるいは突出痛などへの頓服に使用すべきではない。徐放錠は砕くべきではない。

有害作用

悪心・嘔吐(特に，初期段階)，便秘，眠気，口渇，食欲不振，尿管れん縮および胆道疾患，徐脈，頻脈，動悸，多幸感，性欲減衰，発疹，じんま疹，そう痒，発汗，頭痛，顔面紅潮，めまい，起立性低血圧，体温低下，幻覚，錯乱，依存，縮瞳，高用量による呼吸抑制，低血圧，筋硬直

8. ナロキソン

注射剤 0.4 mg/mL/mL　アンプル(塩酸塩として)

効能

オピオイドの過量投与

禁忌

呼吸抑制のような重篤なあるいは致命的なオピオイド誘発毒性に対するナロキソンの使用に禁忌はない。

使用上の注意

オピオイドの長期処置後に発現する，あるいはオピオイド耐性患者における重篤な離脱症状を回避するためにも慎重な投薬が必要。心血管疾患をもつ患者，手術後の患者(当該患者では疼痛を引き起こし，血圧を上昇させる危険性がある)。

用量

- 呼吸が適正になるまで 0.08〜0.12 mg を 2〜3 分毎に静脈内投与する。
- 短時間作用型のため，最初の寛解が認められたとしても，20〜60 分毎に繰り返し静脈内投与する必要がある。

・持続静注のために，5%ブドウ糖液あるいは生理食塩液0.9%を4µg/mLに希釈する。

■ 腎障害

腎排泄型のオピオイドあるいは活性代謝物（コデイン，デキストロプロポキシフェン，ジヒドロコデイン，モルヒネ，ペチジン，オキシコドン）の排泄は，腎機能障害により遅延し，これらのオピオイドは体内に蓄積する。そのような場合，オピオイドの効果を抑制するため長期間にわたるナロキソンの処置が必要になることがある。

■ 肝障害

調節の必要はない

有害作用

■ 一般的な有害作用：悪心・嘔吐，発汗

■ 一般的でない有害作用：頻脈，心室性不整脈

■ 稀な有害作用：心停止

相互作用 併用を避けるべき相互作用は知られていない。

9. オキシコドン

錠剤 5 mg，10 mg，15 mg，20 mg，30 mg（塩酸塩として）

徐放錠 5 mg，10 mg，15 mg，20 mg，30 mg，40 mg，60 mg，80 mg，160 mg（塩酸塩として）

カプセル 5 mg，10 mg，20 mg（塩酸塩として）

経口液剤 1 mg/mL（塩酸塩として）

経口濃縮液剤 10 mg/mL，20 mg/mL（塩酸塩として）

効能

中等度から高度の持続痛

禁忌

オピオイド製剤に対し過敏症のある患者，急性呼吸抑制のある患者，急性喘息のある患者，麻痺性イレウスのある患者，モノアミン酸化酵素阻害薬を使用中または終了後14日以内の患者，呼吸管理がされていない頭蓋内圧亢進および/または頭部外傷のある患者，昏睡状態の患者

使用上の注意

呼吸機能の障害，胸壁硬直や呼吸困難を引き起こす可能性があるため，急速注射を避ける，徐脈，喘息，低血圧，ショック，閉塞性あるいは炎症性腸疾患，胆道疾患，けいれん性疾患，甲状腺機能低下，副腎皮質機能不全，長期間処置後の突然の休薬は避ける，糖尿病，意識障害，急性膵炎，重症筋無力症，肝障害，腎障害，中毒性精神症状

熟練した作業

患者または介護者に対し，例えば重機の操作など，注意力が必要で巧緻性を伴う作業を行うことのリスクについて注意を促す。

■ オピオイド未使用患者への用量設定

・速放性製剤 2.5〜5 mgを4時間毎に必要に応じて，経口投与

・持続的あるいはしばしば繰り返される痛みに対しては徐放性製剤の使用を考慮する：

10 mg を 12 時間毎に必要に応じて経口投与し，突出痛に対して，必要に応じて 2.5〜5 mg の速放性製剤を 12 時間毎に経口投与する。

■ **腎障害** 軽度（GRF 20〜50 mL/min あるいは血清クレアチニン 150〜300 μmol/L）より高度（GFR＜10 mL/min あるいは血清クレアチニン＞700 μmol/L）（訳者注：1 mg/dL ＝88.4 μmol/L）の患者

減量が必要となる。最低用量から始め，反応に合わせてタイトレーションしていく。

■ **肝障害** 中等度から高度の患者

用量を半分に減らすあるいは使用を控える。

有害作用

■ 一般的な有害作用：悪心・嘔吐，便秘，下痢，口渇，鎮静，胆管けいれん，腹痛，食欲不振，消化不良，そう痒，眠気，めまい

■ あまり一般的でない有害作用：筋硬直，低血圧，呼吸抑制，気管支けいれん，呼吸困難，咳反射障害，無力症，不安，悪寒，筋線維束性収縮，起立性低血圧，幻覚，回転性めまい，多幸感，不快気分，めまい，錯乱

■ 一般的でない有害作用：徐脈，頻脈，動悸，浮腫，気分変化，依存，眠気，睡眠障害，頭痛，縮瞳，視覚障害，発汗，顔面紅潮，発疹，じんま疹，落ち着かない，排尿困難，尿閉，尿管れん縮，胃炎，腹部膨満，嚥下障害，味覚障害，げっぷ，しゃっくり，血管拡張，上室性頻拍，失神，健忘，感覚鈍麻，発熱，無月経，筋緊張低下，知覚異常，方向感覚の失調，倦怠感，興奮，言語障害，振戦，乾燥

■ 稀な有害作用：頭蓋内圧亢進，循環抑制，心停止，呼吸停止，ショック，麻痺性イレウス，けいれん

相互作用

■ 中枢神経系抑制薬：オキシコドンとの相加作用または増強作用

■ モノアミン酸化酵素阻害薬＊：深刻で予測不可能なオピオイドの作用増強

■ ナロキソン＊：オピオイド離脱症状を誘発

■ ナルトレキソン＊：オピオイド離脱症状を誘発

■ オピオイド拮抗薬/部分作動薬＊：オピオイド離脱症状を誘発する可能性

＊重篤な相互作用を示す。

10. アセトアミノフェン（パラセタモール）

経口液剤 120 mg/5 mL

坐剤 100 mg

錠剤 100〜500 mg

注射剤（静注用） 10 mg/mL

効能

軽度から中等度の月経痛および頭痛，骨関節炎および軟部組織損傷における鎮痛，予防接

種後の発症を含んだ発熱，急性片頭痛発作。

使用上の注意

肝障害，腎障害，アルコール依存症，授乳婦

アセトアミノフェン（パラセタモール）の過失による過剰投与により，肝毒性ならびに致死が引き起こされることがある。このリスクを減らすために，アセトアミノフェン（パラセタモール）の服用は，最大推奨量を上回るべきでなく，患者の体重に従って適切に投与されるべきである。また，肝毒性の危険因子が存在するときは，アセトアミノフェン（パラセタモール）の用量は減らされなければならない。

用量

■ 軽度から中等度の痛みと発熱【経口あるいは坐剤】

成人は 4～6 時間毎に 0.5～1 g。最大量：4 g/日

経口投与ならびに直腸内投与が不可能な場合は，静脈内投与によりアセトアミノフェン（パラセタモール）を使用してもよい。その際の用量は，体重とアセトアミノフェン（パラセタモール）に対する危険因子の存在の有無によって決定される。

■ 肝障害時

- 体重が 50 kg 以上の患者は，1 g を 4 時間毎まで。最大推奨量は 4 g/日
- 体重が 50 kg 以上かつ危険因子をもつ患者は，最大 3 g/日までに限定される
- 体重 10～50 kg の患者は，15 mg/kg を 4 時間毎まで。最大推奨量は 60 mg/kg/日

■ 高度の腎障害患者（クレアチニン・クリアランスが 30 mL/min 以下）

6 時間毎よりも長く投与間隔をとらなければならない。

有害作用

■ 稀な有害作用：発疹および血液障害が報告されている

■ 重大な有害作用：過量投与により肝障害（頻度はより少ないが腎障害もみられる）

Ⅱ. 典型的開始用量

鎮痛薬の典型的開始用量を表 A 6.1 に示す。患者の疼痛治療には，Annex 1 に掲載したような疼痛評価ツールや鎮痛ラダーなどが有用である。ただし，安全で効果的ながん疼痛治療には，患者個々の痛みを丁寧に評価し，個別の治療計画を立てる必要がある。

表 A 6.1. 腎障害または肝障害のない成人における慢性がん疼痛治療薬の典型的開始用量

薬品名	典型的開始用量[※1]	備考
アセトアミノフェン（パラセタモール）	経口 500～1,000 mg/回 1 日 4 回　6 時間毎	＜最大投与量＞ 1,000 mg/回 1 日 4 回　6 時間毎
イブプロフェン[※2]	経口 400～800 mg/回 1 日 3 回　8 時間毎	食後投与にするほか，PPI（プロトンポンプ阻害薬）を併用して胃腸障害を防止する必要がある。また，血小板減少症や出血リスクのある患者には投与を避ける。 ＜最大投与量[※1]＞ 経口　800 mg/回 1 日 3 回　8 時間毎
モルヒネ塩酸塩	経口 5 mg/回　4 時間毎 静注/皮下注 2 mg/回　4 時間毎	＜最大投与量は規定なし＞
フェンタニルクエン酸塩	貼付剤 12～25 µg/hr 72 時間毎 （訳者注：日本では，24 時間毎の製剤があり，24 時間毎）	＜最大投与量は規定なし＞ 高度の悪液質，発熱または頻繁な発汗患者には避ける。 （訳者注：本邦におけるフェンタニル経皮吸収型 72 時間製剤の適用は，ほかのオピオイドからの切り替えである。フェンタニル経皮吸収型 24 時間製剤についてはこの限りでないが，使用にあたっては血中濃度が徐々に上昇するため時間を要することに留意する必要がある）
アミトリプチリン塩酸塩[※2]	経口 10～25 mg/回 1 日 1 回就寝前	抗コリン作動性の起立性低血圧，鎮静，錯乱，頻脈，便秘，口渇などの副作用が発生する可能性がある。 ＜最大投与量[※1]＞ 経口 100 mg/回　就寝前 （血中濃度は確認できない）

出典：Adapted from Cherny et al. 2015[30]
訳者注：[※1] 原文表記を掲載。用量および最大量などが本邦と異なるので，使用の際は各医薬品添付文書を参照のこと。
　　　　[※2] 本邦においてはがん疼痛に対して適用外使用となるため留意する必要がある。

Ⅲ. オピオイド換算表

注：Twycross et al. 2017[3] より許諾改変

　患者の痛みの治療において，あるオピオイドからほかのオピオイドへの変更を適切に判断し，安全で効果的に行う技量は，臨床上非常に重要である。このスキルには，鎮痛効果を維持あるいは改善しつつ，オピオイドの毒性，ほかの有害作用や薬物相互作用を防止する，または最小限にとどめることができる。ただし，オピオイドスイッチングのRCTは実施されておらず，既存の換算表は後ろ向き研究あるいは観察研究からの概して弱いエビデンスに基づいている[8]。換算比は以下の理由により概算の目安に過ぎない[9,10]。

■ オピオイドの薬物動態の大きな個人差
■ 年齢，血行動態の安定性，腎機能および肝機能，栄養状態，併用薬などの臨床的要因
■ オピオイド治療における投与量や投与期間，オピオイドスイッチングの方向などさまざまな変動要因
■ 換算比の根拠（例えば臨床的な投与量の範囲での長期投与ではなく単回投与での研究）

　したがって，特に高用量でのスイッチングや変更前に先行オピオイドを急速に増量した場合，メサドンへの切り替えでは過少投与や過量投与，有害作用を回避するために，換算比を用いて切り替えた後は臨床症状を注意深くモニタリングする必要がある。とはいうものの，換算表はオピオイドスイッチングに関して臨床判断に有用であり，使用すべきである。加えて医師が単純な間違いを避けるために役立つ。ここでは，このトピックに関する主要な出版物である Palliative care formulary (PCF6)[3] から改変したオピオイド等鎮痛力価換算表の2つの例（表A 6.2，表A 6.3）を示す。これらは単なる例として示したもので，WHOによる推奨ではない。高齢者やフレイル患者において，認容しがたい副作用（せん妄など）のために高用量（例えば，経口モルヒネ等力価量で1g/日以上）からの切り替えを行う際，あるいは先行オピオイドを急速に増量したとき（オピオイドによる痛覚過敏の可能性）などは切り替えるオピオイドを等力価量の50%程度へ減量することは賢明な選択である。このような場合，変更後のオピオイドを最適用量へ再度タイトレーションする間，「頓用」の投与でオピオイドの不足分を補うことができる。

表Ａ6.2. 各オピオイドとモルヒネのおおよその効力比（特記なければ経口速放性製剤）[a]

各オピオイド	モルヒネに対する効力比	作用持続時間（時間）[b]
コデイン ジヒドロコデイン	1/10	3〜6
ペチジン	1/8	2〜4
タペンタドール	1/3	4〜6
Hydrocodone（日本未発売）	2/3	4〜8
オキシコドン	1.5(2)[c]	3〜4
メサドン	5〜10[d]	8〜12
ヒドロモルフォン	4〜5(5〜7.5)[d]	4〜5
ブプレノルフィン（舌下）	80	6〜8
ブプレノルフィン（経皮投与）	100(75〜115)[c]	製剤による（72〜168）
フェンタニル（経皮投与）	100(150)[c]	72

出典：Twycross et al. 2017：371（Table 4）[3]より改変

[a] 各オピオイド（1列目）量にモルヒネに対する効力比（2列目）を乗じればモルヒネ硫酸塩/塩酸塩の鎮痛等力価量が求められる。逆に，モルヒネ量から各オピオイドの等力価用量を求める場合は，モルヒネ量を効力比で割る。

[b] 痛みの程度と投与量に若干左右される。超高齢者や腎機能障害者では作用持続時間がより長くなることが多い。

[c] （　）内の数字は，製薬企業が推奨する効力比
（訳者注：本邦の添付文書では，オキシコドン 1.5，ヒドロモルフォン 5，ブプレノルフィン（経皮投与）適応外，フェンタニル（経皮投与）フェンタニルクエン酸塩の貼付剤ではフェンタニルとして 100 フェンタニルの貼付剤では 150）

[d] メサドン 5 mg の単回投与はモルヒネ 7.5 mg と等力価であるが，血漿中半減期は長く幅があり，加えて複数の受容体への親和性をもつことから，定期投与の場合，予期された効力比よりもはるかに高くなり，上記に示す範囲を超える場合がある。よって定期投与のメサドンへの換算に関しては専門家への相談が推奨される。

表Ａ6.3. 推奨される用量の換算比　経口投与から皮下投与/静脈内投与へ

換算	比	計算方法	例
ヒドロモルフォンからヒドロモルフォンへ	3：1[a]	ヒドロモルフォン1日量の1/3	（経口）ヒドロモルフォン 32 mg/日→ （皮下注/静脈内投与）ヒドロモルフォン 10 mg/日
メサドンからメサドンへ（訳者注：静注は日本未発売）	2：1[b]	メサドン1日量の1/2	（経口）メサドン 30 mg/日→ （皮下注/静脈内投与）メサドン 15 mg/日
モルヒネからフェンタニルへ	幅がある[c,d]	モルヒネ1日量の1/100〜1/150（単位は mg）	（経口）モルヒネ 60 mg/日→ （皮下注/静脈内投与）フェンタニル 400 µg/日
モルヒネからヒドロモルフォンへ	10：1	モルヒネ1日量の1/10	（経口）モルヒネ 60 mg/日→ （皮下注/静脈内投与）ヒドロモルフォン 6 mg/日
モルヒネからモルヒネへ	2：1	モルヒネ1日量の1/2	（経口）モルヒネ 60 mg/日→ （皮下注/静脈内投与）モルヒネ 30 mg/日

出典：Twycross et al. 2017：861（Table 3）[3]より改変

[a] 製薬企業の推奨。平均経口バイオアベイラビリティは 50％（35〜60％の範囲）であるため，施設によっては換算比 3：1 でなく 2：1 を用いている。

[b] 平均経口バイオアベイラビリティは 80％（40〜100％の範囲）であるため，施設によっては 1：1，例えば（経口）メサドン 30 mg/日→（皮下注/静脈内投与）メサドン 30 mg/日を用いている。

[c] （経口）モルヒネから（経皮投与）フェンタニルの換算比は（経口）モルヒネから（皮下注/静脈内投与）フェンタニルでも使用できる。

[d] シリンジポンプによっては 500 µg/日を超える用量が投与できない場合がある。

表 A 6.4. 経口モルヒネと経皮投与フェンタニルの換算量（換算比 100：1 に基づく）

経口モルヒネ	皮下投与/静脈内投与 モルヒネ	経皮投与フェンタニル	
mg/日	mg/日 [a]	μg/時間	mg/日
30	15	12	0.3
60	30	25	0.6
90	45	37.5	0.9
120	60	50	1.2
180	90	75	1.8
240	120	100	2.4

出典：Twycross et al. 2017：417[3] より改変

[a] モルヒネの皮下投与/静脈内投与は経口の 2 倍の効力と仮定している。

Ⅳ. オピオイドの中止

　オピオイドを漸減するプロトコルに関して，質の高いエビデンスが不足している。オピオイドの漸減は，臨床状況に応じて個別化する必要がある。物質使用障害のない患者の場合として，表 A 6.5 にオピオイド治療が不要となったときのオピオイド漸減に関する一般的な治療方法を示す[10]。

表 A 6.5. さまざまな臨床状況でのオピオイド治療中止の方法

臨床状況	漸減と中止方法	備考
短期服用 （2 週間未満）	■ 残存する痛みが持続する場合のみ漸減が必要である。 ■ 痛みの原因が完全に治療されている場合，漸減せずにオピオイド治療をすぐに中止できる。	身体依存はほとんどない。
長期服用 （1 カ月以上）	■ 1 週間当たり 10％漸減 ■ オピオイドの離脱症状または徴候（例えば，薬物渇望，不安，不眠，腹痛，嘔吐，下痢，発汗，散瞳，振戦，頻脈，または立毛）が生じた場合，減量前の最高用量まで増やし，2 週間毎に 10％漸減する。 ■ 最小有効用量に達したら，投与間隔を広げる。投与間隔が 24 時間に達したときに離脱の徴候や症状がない場合にオピオイドを中止する。	ある程度の身体依存がある。
2～4 週間服用	■ 1 週間当たり 10～50％漸減 ■ オピオイドの離脱症状または徴候（例えば，薬物渇望，不安，不眠症，腹痛，嘔吐，下痢，発汗，散瞳，振戦，頻脈，または立毛）が生じた場合，減量前の最高用量まで増やし，各漸減％を減らす。 ■ 最小有効用量に達したら，投与間隔を広げる。投与間隔が 24 時間に達したときに離脱の徴候や症状がない場合にオピオイドを中止する。	身体依存は不明である。
長期服用と物質使用障害	■ 可能であればオピオイド使用障害の専門家に相談する。 ■ 漸減法の一部としてオピオイド使用障害の治療を検討する。	

出典：Adapted from Dowell 2016[10]

文献

1) Findlay JWA, Jones EC, Butz RF, Welch RM. Plasma codeine and morphine concentrations after therapeutic oral doses of codeine-containing analgesics. Clin Pharmacol Ther. 1978；24：60-8.

2) Persson K, Hammarlund-Udenaes M, Mortimer O, Rane A. The postoperative pharmacokinetics of codeine. Eur J Clin Pharmacol. 1992；42：663-6.

3) Twycross R, Wilcock A, Howard P. Palliative care formulary (PCF6), sixth edition. Nottingham：Palliativedrugs.com, 2017 (https://www.palliativedrugs.com/assets/pcf6/ Prelims_PCF6.pdf, accessed 3 October 2018).

4) USFDA briefing document：Joint Pulmonary-Allergy Drugs Advisory Committee and Drug Safety and Risk Management Advisory Committee Meeting. 10 December 2015. The safety of codeine in children 18 years of age and younger. Silver Spring (MD)：United States Food and Drug Administration；2015.

5) Anberbir Y. Ethiopia：Authority issues red alert on codeine drug. The Reporter (Addis Ababa), 21 November 2015 (http://allafrica.com/stories/201511241318.html, accessed 29 May 2018).

6) Bandieri E, Romero M, Ripamonti CI, Artioli F, Sichetti D, Fanizza C et al. Randomized trial of low-dose morphine versus weak opioids in moderate cancer pain. J Clin Oncol. 2016；34：436-42.

7) Caraceni A, Hanks G, Kaasa S, Bennett MI, Brunelli C, Cherny N et al. Use of opioid analgesics in the treatment of cancer pain：evidence-based recommendations from the EAPC. Lancet Oncol. 2012；13：e58-68.

8) Mercadante S, Bruera E. Opioid switching in cancer pain：from the beginning to nowadays. Crit Rev Oncol Hematol. 2016；99：241-8.

9) Dale O, Moksnes K, Kaasa S. European Palliative Care Research Collaborative pain guidelines：opioid switching to improve analgesia or reduce side effects. A systematic review. Palliat Med. 2011；25：494-503.

10) Dowell D, Haegerich TM, Roger Chou R. CDC Guideline for Prescribing Opioids for Chronic Pain — United States, 2016. MMWR Recomm Rep. 2016；65：1-49.

ANNEX 7 エビデンスのネットワークメタアナリシス：がん疼痛・突出痛管理（治療）の開始と維持のための鎮痛薬の比較

次の URL より閲覧可能。

https://www.who.int/ncds/management/palliative-care/Cancer-pain-guidelines-Annex-7.pdf

注：日本語の抜粋版は次の URL より閲覧可能。

https://www.kanehara-shuppan.co.jp/_data/books/10210P2.pdf

ANNEX 8 用語集

鎮痛補助薬(Adjuvant)

単独もしくはオピオイド，アセトアミノフェン(パラセタモール)，非ステロイド性抗炎症薬(NSAIDs)と併用することで痛みの緩和を補助する鎮痛薬以外の薬剤。通常は，オピオイド，アセトアミノフェン(パラセタモール)，NSAIDs に難治性の神経障害性疼痛，もしくはオピオイドによる治療が禁忌である場合に用いられる。

突出痛(Breakthrough pain)

24 時間通して痛みの治療が行われているのにもかかわらず生じる，一過性の痛みの増悪。

臨床試験(Clinical trial)

2 つ以上の治療法の効果の比較を評価するために，ヒトを対象に行われる実験。

配合剤(鎮痛薬)〔Co-formulation(of analgesia)〕

2 つ以上の鎮痛薬が 1 つの薬剤にまとめられている，パッケージ化された薬剤。

速放性製剤(Immediate-release medicine)　効果発現が速く，効果持続時間が短い薬剤。

非オピオイド(Non-opioid)

オピオイド受容体に作用せずに痛みを緩和する物質(**オピオイド**を参照)

高齢者(Older persons)　60 歳以上の人

オピオイド(Opioid)

中枢神経系または末梢神経系のオピオイド受容体に作用して痛みを緩和する，ケシの実から抽出，または合成された物質。

- 弱オピオイド(Weak opioid)　弱い鎮痛効果をもつオピオイド
- 強オピオイド(Strong opioid)　強い鎮痛効果をもつオピオイド
- オピオイドローテーション(Opioid rotation)

  治療目的に，オピオイドをほかのオピオイドに切り替えること。

レスキュー薬(Rescue dose)　突出痛を治療するために追加投与する鎮痛薬(**突出痛**を参照)。

徐放性製剤(Slow-release medicine)

効果発現時間はゆっくりで，効果持続時間が長い薬剤。

試験的治療(Trial of therapy)

患者に有効かどうかを評価しながら，有益な可能性がある薬剤や治療法(ただし実証されていない)を実施するという臨床上の判断。

WHO ガイドライン
成人・青年における薬物療法・放射線治療による
がん疼痛マネジメント

2021 年 4 月 1 日　第 1 版第 1 刷発行

監　訳　　木澤　義之
　　　　　きざわ　よしゆき
　　　　　塩川　満
　　　　　しおかわ　みつる
　　　　　鈴木　勉
　　　　　すずき　つとむ

発行者　　福村　直樹
発行所　　金原出版株式会社
　　　　　〒 113-0034 東京都文京区湯島 2-31-14
　　　　　電話　編集 (03) 3811-7162
　　　　　　　　営業 (03) 3811-7184
　　　　　FAX　　(03) 3813-0288
　　　　　振替口座　00120-4-151494
　　　　　http://www.kanehara-shuppan.co.jp/

ⓒ金原出版, 2021

検印省略

Printed in Japan

ISBN 978-4-307-10210-0

印刷・製本／横山印刷